INSPIRIERT-SEIN
Verlag

Marion Selzer

Schlank sein ja – Abnehmen, nein danke!

Ein ganzheitlicher Ansatz um überflüssige Pfunde
dauerhaft loszuwerden

Illustration: Merli www.merlimerl.com
Umschlag: Berthold Sachsenmaier
Lektorat, Korrektorat: Raphaela Hofmann www.texteschmiede.de

Inspiriert-Sein Verlag, Saarlouis
info@inspiriert-sein.de

ISBN
Paperback: 978-3-946026-02-0

Printed in Germany

Haftungsausschluss:

Die hier veröffentlichten Ratschläge und Empfehlungen wurden von der Autorin mit größter Sorgfalt erarbeitet und geprüft. Eine Garantie kann jedoch nicht übernommen werden. Ebenso ist eine Haftung der Verfasserin oder des Verlages für Personen-, Sach- oder Vermögensschäden, die aus der Anwendung oder dem Missbrauch der hier empfohlenen Tipps entstehen, in jeder Hinsicht ausgeschlossen. Jede Durchführung erfolgt im Rahmen der Eigenverantwortlichkeit auf eigenes Risiko. Bitte wenden Sie sich bei körperlichen oder seelischen Problemen an einen entsprechend ausgebildeten Spezialisten.

Inhaltsverzeichnis

Vorwort
Motivation das A und O – Mit Freude zum Ziel

Sie wollen abnehmen und sich wohl in Ihrem Körper fühlen? Das ist, wie ich finde, Ihr gutes Recht und steht jedem von uns zu.

Wenn Sie mit Ihren bisherigen Abnehmversuchen gescheitert sind, eine Diät nach der anderen frustriert abgebrochen haben oder hinterher dem Jojo-Effekt zum Opfer gefallen sind, sind Sie damit nicht allein. Vermutlich haben auch Sie beim Versuch Ihre überschüssigen Pfunde loszuwerden hauptsächlich auf mehr Bewegung und weniger Kalorien gesetzt und sich dabei an den Empfehlungen sogenannter Ernährungs- und Diätexperten orientiert, die wohl kaum Ihren eigenen Bedürfnissen und Lebensumständen entsprechend ausgelegt waren. Das kann nicht gut gehen. Wenn Sie dann auch noch die Ebene des Denkens und Fühlens außer Acht gelassen haben, ist es aus ganzheitlicher Perspektive nicht verwunderlich, dass Sie Ihr Ziel noch nicht erreicht haben.

Solange wir Abnehmen und eine schlanke Figur durch Anstrengung und Einschränkung erreichen wollen, uns während der Diät Lieblingsspeisen verbieten, Kalorien zählen, Portionen abwiegen und uns zu sportlichen Aktivitäten aufraffen müssen, ist es da verwunderlich, dass wir die Tage des Diäthaltens zählen und froh sind, wenn wir wieder wie gewohnt essen können?

Bei solch einer Vorgehensweise ist es mehr als verständlich, dass uns die Motivation zum Abnehmen bereits nach kurzer Zeit verloren geht und wir unser Vorhaben lieber auf später verschieben.

Das Problem rührt daher, dass die meisten Empfehlungen zwar den Bedürfnissen des Verfassers oder der dahinterstehenden Geldgeber entsprechen, aber leider nicht unseren eigenen Ansprüchen gerecht werden. Vielleicht hängen wir an bestimmten Lebensmitteln oder Gerichten mehr als uns bewusst ist und es würde sich negativ auf unser Wohlbefinden auswirken, diese

Dinge von heute auf morgen ersatzlos aus unserem Speiseplan zu streichen. Möglicherweise wird ein Durchhalten auch dadurch unmöglich, weil sich die Diätempfehlungen nur schwer in unseren Alltag integrieren lassen oder wir den suchtähnlichen Wirkungen bestimmter Nahrungsmittel verfallen sind.

Wenn dann auch noch blockierende Gedankenmuster hinzukommen, wie der Glaube daran, dass die Natur uns benachteiligt hat und wir für eine schlanke Figur härter als andere kämpfen müssen werden wir sicherlich nicht mit Freude an die Sache herangehen. Oft steckt hinter solchen Gedanken und Glaubensmustern auch die Furcht, dass all unsere Bemühungen zum Abnehmen endgültig scheitern.

Doch ohne Freude keine Motivation und ohne Motivation kein Antrieb, ohne Antrieb keine Veränderung und ohne Veränderung keine Ergebnisse. Und ohne Ergebnisse endet unser Vorhaben in Frustration, Hoffnungslosigkeit und dem Gefühl zu versagen. Das muss nicht sein!

Leider können sich viele Menschen nicht vorstellen, dass bereits der Weg zur Wohlfühlfigur Freude und Genuss bereiten kann. Zeigen eigene Erfahrungen und allgemein verbreitetes Wissen doch, dass eine Gewichtsabnahme nur durch „harte" Maßnahmen zu erreichen ist.

Doch es kann auch anders gehen. Wenn wir mit Neugierde und Vorfreude an die Sache herangehen und uns aus dem reichhaltigen Angebot sinnvoller Methoden, genau das herauspicken, was zu uns passt und gleichzeitig auch an unserem Denken und Fühlen ansetzen, kann bereits der Weg zum Ziel genuss- und freudvoll gestaltet werden.

Auch ich war jahrelang in einen Kreislauf von Ab- und Zunehmen verstrickt. Und auch ich bin jeder neuen Diätempfehlung hinterhergerannt in der Hoffnung, dass es dieses Mal klappen könnte. Doch nur, um am Ende erneut frustriert festzustellen, dass ich die Vorgaben und Regeln aus Zeitschriften, Büchern und Co nicht lange durchhalten konnte. Zu groß war der Eindruck von Disziplin und Verzicht, so dass früher oder später der Heißhunger und die Bequemlichkeit siegten.

Um diesen Kreislauf zu durchbrechen, habe ich neue Wege ausprobiert, tiefer unter der Oberfläche geforscht, eine Ausbildung zur Ernährungs- und Diätberaterin gemacht und mich auch im psychologischen Bereich fortgebildet. So bin ich mit der Zeit darauf aufmerksam geworden, dass wir ganzheitliche Ansätze brauchen. Ansätze, die nicht allein auf eine aktive Verhaltensänderung abzielen, sondern auch unser Denken und Fühlen – unsere innere Welt – berücksichtigen.

Wir essen nicht nur, um satt zu werden, sondern auch, um uns zu trösten, zu entspannen oder, um mit dem alltäglichen Stress besser zurechtzukommen. Wer von heute auf morgen alle kulinarischen Highlights aus seinem Ernährungsplan streicht, ohne zu wissen, welche Bedeutung unser Ess- und Konsumverhalten auf einer tieferen Ebene hat, läuft Gefahr, dass sein emotionales Wohlbefinden ins Wanken gerät. Werden wir zudem von Gedanken heimgesucht, dass Figur und Genuss einander ausschließen, und dass die Natur uns durch unsere schlechten Gene benachteiligt hat, ist es kein Wunder, wenn wir eine Diät nach der anderen frustriert aufgeben.

Nur, wenn wir die „Furcht vorm Abnehmen" verlieren, unser Denken auf „schlank sein programmieren", die physiologischen Zusammenhänge zwischen Ernährung und Gewicht beachten und dabei auch unser emotionales Wohlbefinden berücksichtigen, werden wir einen Weg finden, auf dem wir mit Genuss und Freude unserer Wunschfigur immer näher kommen.

In Anbetracht der Tatsache, dass Worten eine viel geringere Überzeugungskraft zugrunde liegt als den eigenen Erfahrungen, möchte ich Sie, liebe Leserin, lieber Leser, im Folgenden dazu einladen, die hier vorgestellten Anregungen selbst auszuprobieren, um so zu Ihren ganz persönlichen Ergebnissen zu kommen.

Wenn Sie bisher stets auf der aktiven Verhaltensebene angesetzt haben, es also vor allem mit weniger Kalorien und mehr Bewegung versucht haben, und dabei die emotionale und geistige Ebene völlig außer Acht gelassen haben, könnte ein ganzheitlicher Ansatz, der physiologische Gesetzmäßigkeiten ebenso wie emotionale und geistige Prinzipien berücksichtigt und zudem viel

Raum für Ihre individuellen Bedürfnissen lässt, genau das Richtige für Sie sein.

Freuen Sie sich auf zahlreiche Informationen und Inspirationen, die nicht nur Ihr äußeres Erscheinungsbild wandeln werden.

Sie werden

- sich ab heute besser fühlen
- das kosmische Gesetz der Anziehung kennen- und anwenden lernen
- liebevoller im Umgang mit sich selbst
- Selbstannahme und Selbstwert steigern
- sich und Ihr Verhalten besser verstehen lernen
- erfahren, wann und warum Sie Essen als Ersatzbefriedigung einsetzen
- sich von den Gift- und Schlackenstoffen befreien
- lernen, was figurfreundliche Ernährung wirklich bedeutet
- viel über sich selbst erfahren
- sensibler für das, was Ihnen wirklich gut tut
- in den Genuss kommen, einen attraktiven und gesunden Körper zu haben

Finden auch Sie zu einer Ernährungsweise, die Genuss und Freude bereitet, Vitalität, Schönheit und Gesundheit mit sich bringt, und nichts mit Disziplin oder Verzicht zu tun hat. Sie haben es sich verdient!

Ihre Marion Selzer

Kapitel 0: Vorgeplänkel
Zum eigenen Experten werden –
Die innere Stimme als Wegweiser

Dass herkömmliche Ernährungsprogramme und allgemeingültige Diättipps beim Abnehmen nicht viel helfen, wissen vermutlich die meisten von uns. Zu sehr beschränken uns die genauen Diätvorgaben und wir empfinden Verzicht und Einschränkung. Kein Wunder, dass wir dann nicht lange durchhalten und froh sind, wenn die Zeit des Diäthaltens vorbei ist und wir wieder wie gewohnt essen können.

Wenn wir unser Gewichtsproblem wirklich hinter uns lassen wollen, sollten wir darauf vertrauen, dass es nur einen Weg geben kann – und zwar unseren eigenen. Es gibt keine allgemeingültige Ernährungsweise oder Diät, die jedem Einzelnen von uns ein schlankes Dasein ermöglicht. Was bei dem einen gut funktioniert und zum Erfolg führt, kann für einen anderen grundverkehrt sein. Unser täglicher Lebensrhythmus, das psychische Wohlbefinden, der körperliche Ist-Zustand sowie unsere speziellen Bedürfnisse und Vorlieben spielen eine entscheidende Rolle bei der Frage nach der richtigen Ernährung. Wir dürfen daher den Mut haben selbst zu entscheiden, was sich gut und stimmig für uns anfühlt.

Daher finden Sie in diesem Ratgeber auch kein neues Diät-Programm, das Sie für eine bestimmte Zeit blindlings befolgen sollen und währenddessen die Tage zählen, bis Sie endlich wieder wie gewohnt essen können. Nein, ich möchte Ihnen Wege und Möglichkeiten aufzeigen, die ich selbst als hilfreich erlebt und erfahren habe, um wieder zu einem harmonischen Essverhalten zu finden.

Auch ich habe mich jahrelang zwischen den beiden extremen Polen von Überessen und Hungern hin- und herbewegt. Ich konnte mein Essverhalten nicht zügeln, obwohl ich unzufrieden mit meiner Figur war. Auf meinem

Weg aus dieser Zwickmühle heraus, ist mir eins bewusst geworden: Je besser ich mit meinem Bauchgefühl in Verbindung stehe, desto sicherer werde ich zu einem Essverhalten geführt, mit dem ich mich rund um wohlfühle. Bin ich in der Lage mit dieser inneren Stimme zu kommunizieren – was natürlich von den gegebenen Umständen abhängt und mal besser und mal schlechter gelingt – finde ich zu einem Ernährungsverhalten, das mir sinnlichen Genuss bereitet und sich gleichzeitig positiv auf mein Äußeres und meine Vitalität auswirkt.

Meiner Meinung nach lässt sich der Kontakt zu unserem Bauchgefühl am besten herstellen, indem wir gewohnte Pfade verlassen und neue Wege und Möglichkeiten ausprobieren. Wenn wir dabei ganz genau in uns hinein spüren, finden wir heraus, was uns wirklich gut tut, unsere Lebensqualität positiv beeinflusst und uns unserem Ziel näher bringt. Kein Experte dieser Welt kann diese Aufgabe für uns übernehmen.

Natürlich werden wir auf diesem Weg mit alten Gewohnheiten brechen und neue erwerben, dies wird jedoch auf eine ganz andersartige Weise geschehen, als Sie es bisher für möglich gehalten haben. Ich werde Ihnen zeigen, wie Sie Ihr Verhalten ganz einfach ändern können, ohne großartig darüber nachzudenken oder den Eindruck zu bekommen sich zwingen oder kasteien zu müssen. Im Gegenteil, Sie werden den Zugang zu wahrem Genuss wieder entdecken und einen Gewinn an Lebensqualität verspüren.

Wir sollten dabei im Auge behalten, dass es sich beim Erwecken der inneren Stimme um einen Prozess handelt, der gewöhnlich nicht auf einen Schlag erreicht wird. Vielmehr sind Wellenbewegungen die Regel. Das heißt, es wird Zeiten geben, in denen Sie es schaffen, Ihrem Bauchgefühl ohne Probleme lauschen und vertrauen zu können und entsprechend zu handeln. Zu anderen Zeiten gelingt dies möglicherweise nicht so leicht und es fällt Ihnen schwerer Ihrer inneren Stimme zu folgen. Das hängt auch immer von äußeren Umständen ab und davon, ob Sie gerade ausgeglichen und zufrieden oder aus Ihrer Mitte geraten sind. All das sind Faktoren, die Einfluss darauf haben, wie gut wir unseren Fokus nach innen richten können.

Die nun folgenden Empfehlungen richten sich nach grundlegenden physiologischen, psychischen und geistigen Prinzipien und sollen lediglich als Impulsgeber für Ihre eigenen Experimente betrachtet werden, die Sie nach Belieben abwandeln und weiterentwickeln dürfen. Ich lade Sie dazu ein, Ihr eigener Ernährungsexperte zu werden, indem Sie die hier vorgestellten Anregungen, Übungen und Tipps nach Lust und Laune ausprobieren und dabei auf die Resonanz Ihrer inneren Stimme und Ihres Bauchgefühls lauschen. Denn nur so können Sie wirklich erfahren, was für Sie persönlich gut und richtig ist.

Beachten Sie dabei bitte, dass es eine Weile dauern kann, bis Sie ein ehrliches Feedback von Ihrem Körper erhalten. Schließlich ist der Mensch ein Gewohnheitstier und so wirkt fast jede Veränderung erst einmal befremdlich und irgendwie seltsam. Wenn wir dann vorschnell urteilen, verbauen wir uns vielleicht Optionen, die langfristig gut für uns wären. Geben Sie neuen Verhaltensweisen daher eine Chance, indem Sie Ihr Fazit erst nach einer ausreichend langen Umstellungsphase ziehen (in der Regel reichen zwei bis drei Wochen). Falls Sie nicht so lange „durchhalten", ist das aber auch nicht tragisch. Denn jede Unterbrechung unserer alten Gewohnheiten – sei sie auch noch so kurz – verfehlt ihre Wirkung nicht.

Welche Veränderungen Sie vornehmen und wie schnell und umfassend Sie dabei vorgehen, können ebenfalls nur Sie selbst entscheiden. Der eine braucht radikale Maßnahmen, weil er schnelle Erfolge für seine Motivation benötigt, ein anderer springt zwischen den verschiedenen Möglichkeiten hin und her und bleibt nur selten länger bei einer Variante. Eine dritte Person setzt auf kleine Veränderungen, die sich langfristig in den Alltag integrieren lassen und wagt sich erst an den nächsten Schritt, wenn die zuvor erfolgte Maßnahme bereits zur festen Gewohnheit geworden ist. Wichtig ist allerdings, dass wir überhaupt etwas verändern. Denn ohne Veränderung bleibt alles, wie es ist – und das wollen wir ja nicht:)

Verabschieden Sie sich von vielleicht schnellen, aber kurzfristigen Ergebnissen. Freuen Sie sich lieber auf eine spannende und entdeckungsreiche Zeit, die neben einer Gewichtsveränderung auch Ihre Persönlichkeit berühren wird. Sobald wir uns unserem Gewichtsproblem von verschiedenen Ebenen her nähern, werden die Veränderungen nicht lange auf sich warten lassen. Dabei sollten wir nicht nur Waage, Maßband und Spiegel als Indikatoren für unseren Erfolg heranziehen, sondern vor allem auch unser Wohlgefühl.

Wenn Sie fühlen, dass Sie wieder ausgeglichener, fröhlicher und lebenslustiger werden, werden Sie von ganz allein Genuss und Freude an Ihrem Ausprobieren finden und weiterhin motiviert bei der Sache bleiben. Die sich dabei einstellende Gewichtsabnahme wird dabei immer mehr zu einer angenehmen Nebensache – und endlich verstehen Sie, was damit gemeint ist, dass bereits der Weg das Ziel ist.

Für jeden von uns ist es möglich, sich besser und wohler in seinem Körper zu fühlen – und zwar unabhängig von der momentanen Ausgangslage. „Ein klein Wenig besser geht immer" lautet das Motto, das wir verinnerlichen sollten. Begeben wir uns nun gemeinsam auf die Reise zu einem harmonischen Ernährungsverhalten, mit dem wir uns rundum wohlfühlen und das uns einen gesunden und attraktiven Körper beschert.

Herkömmliche Diät-Maßnahmen scheitern, weil

- sie allein auf der aktiven Verhaltensebene ansetzen und unsere Gefühle und Gedanken vernachlässigen.
- die allgemeinen Vorgaben und Richtlinien nicht zu uns als Individuum passen, uns zu sehr einschränken und dadurch unsere Motivation schwindet.
- sie auf kurzfristigen, statt auf langfristigen Erfolg ausgelegt sind.

Was wir brauchen, sind Ansätze,

- die dem Anspruch nach Ganzheitlichkeit gerecht werden, weil sie sowohl physiologische, emotionale und geistige Gesetzmäßigkeiten berücksichtigen.

- die viel Freiraum für eigene Bedürfnisse lassen.
- die bereits den Weg zum Ziel werden lassen und uns mit Freude und Genuss dorthin führen.

Werfen Sie deshalb alle allgemeingültigen Ratschläge über Bord und werden Sie zu Ihrem eigenen Experten!

Bevor es losgeht bitte beachten:

- **Weniger ist manchmal mehr**
  Für entscheidende Veränderungen kann es ausreichen, nur wenige der hier vorgestellten Ideen ins tägliche Leben zu integrieren. Auch kleine Schritte bringen uns langsam, aber sicher zum Ziel – und das oft nachhaltiger und umfassender als radikale „Hauruck-Umstellungen", die oftmals nicht lange eingehalten werden. Sind Sie jedoch ein typischer „Alles-oder--nichts-Mensch", scheuen Sie sich nicht, Ihr Essverhalten völlig auf den Kopf zu stellen, auch, wenn es dann möglicherweise nur von begrenzter Dauer sein wird. Auch kurzweilige Veränderungen hinterlassen eine Wirkung, zumindest in Form von neuen Erfahrungen. Wichtig ist allerdings, dass überhaupt eine gewisse Änderung stattfindet, denn sonst bleibt alles beim Alten – und das wollen wir ja nicht:)

- **Ein Bisschen besser geht immer**
  Für jeden von uns sind Veränderungen möglich. Egal, wie „groß" oder „schwerwiegend" unser Problem ist. Ein klein wenig besser geht immer. Denken Sie in kleinen, aber realistischen Etappen. Der Weg ist das Ziel!

- **Wohlbefinden statt Waage als Maßstab**
  Achten Sie nicht nur auf die Anzeige der Waage, sondern auch auf Ihre Stimmung und Ihr Wohlbefinden. Auch ein Mehr an Energie, Tatendrang und Lebensfreude sind wertvolle Hinweise, dass Sie auf

dem richtigen Weg sind, dem es zu folgen lohnt. Ein bisher vielleicht unbekanntes Wohl- und Lebensgefühl werden Sie überzeugen und motivieren weiterzumachen!

- **Dem Neuen eine Chance geben**
  Vieles, was neu ist, fühlt sich erst einmal ungewohnt und seltsam an. Ein ehrliches Feedback können Sie erst nach einer Umstellungszeit von zwei bis drei Wochen erwarten. Solange lohnt es sich den inneren „Schweinehund" zu überwinden, um danach ehrlich entscheiden zu können, ob sich etwas stimmig und richtig anfühlt oder nicht.

Kapitel 1: Abnehmen beginnt in unserem Inneren – Gedanken und Gefühle beeinflussen unsere Realität

Kommen wir direkt zu Beginn zum meiner Meinung nach wichtigsten und spannendsten Teil des Buches und beschäftigen wir uns mit unserer geistigen Einstellung, unserer inneren Haltung und unserer Gedanken- und Gefühlswelt. Gemäß der kosmischen Gesetzmäßigkeit der Anziehung kann nur das in unser Leben treten, was wir bereits heute gefühls- und gedankenmäßig in uns haben und folglich auch ausstrahlen. Nur, wenn wir uns schön fühlen, können wir wirklich schön sein. Unsere Gedanken und Gefühle spielen bei der Verwirklichung unserer Ziele also eine wichtige Rolle. Und, obwohl der Erfolg unseres Vorhabens hiervon entscheidend abhängt, wird diesem Umstand im Allgemeinen zu wenig Beachtung geschenkt.

Jeder von uns hat die Auswirkungen dieses universellen Gesetzes schon einmal erlebt. Wenn wir schlechte Laune haben, uns unwohl, niedergeschlagen oder frustriert fühlen, erscheint uns auch die Welt unfreundlich und düster. Unser Augenmerk ist auf Problemsuche und negative Schlagzeilen ausgerichtet und überall begegnet uns etwas Unangenehmes, das unsere Stimmung noch mehr drückt. Nicht selten verfallen wir dann in eine „Alles-egal-Haltung", halten ein schlankeres Dasein sowieso für unerreichbar und neigen in puncto Nahrungsaufnahme dazu, über die Stränge zu schlagen. Ganz nach dem Motto: „Jetzt ist es ja sowieso schon egal", lautet dann die Devise und in solchen Momenten fällt es oft sehr schwer wieder aus diesem Teufelskreis herauszukommen.

Sprühen wir dagegen vor lauter Lebensfreude und sind einfach gut drauf, dann nehmen wir auch unser Umfeld in bunteren und fröhlicheren Farben wahr. Auf einmal können wir die Harmonie und das Schöne, das in allem steckt, erkennen und sind auch uns selbst gegenüber viel positiver eingestimmt. Schlechte Ernährungsgewohnheiten und Heißhungerattacken haben an solchen Tagen viel weniger Macht über uns.

Unsere Gedanken und Gefühle beeinflussen den Fokus unserer Wahrnehmung und damit auch unsere Stimmung und unser Verhalten. Ob wir unser Ziel erreichen oder nicht, hängt also auch davon ab, wie wir denken und fühlen. Für ein schlankes und insbesondere freudvolles und angenehmes Leben sind positive Gedanken und Gefühle unerlässlich. Und genau hier liegt oftmals der Knackpunkt.

Die meisten von uns, die abnehmen möchten, sind unzufrieden mit sich selbst. Maße, Gewicht und Formen stimmen nicht mit dem gewünschten Bild überein. Durchgehend sind wir mit unserem Gewichtsproblem beschäftigt und befinden uns im ständigen Kampf gegen das Übergewicht. Wir fühlen uns in dieser Situation alles andere als wohl und sind weit davon entfernt, in Einklang mit uns selbst zu sein. Dann stehen Selbstzweifel, Ablehnung der eigenen Person und Schuldvorwürfe an der Tagesordnung – nicht gerade optimale Bedingungen unser Ziel zu erreichen.

Was glauben Sie, strahlt jemand aus, der seinen Körper verachtet, sich für ihn schämt und sich die ganze Zeit Selbstvorwürfe wegen seines schlechten Essverhaltens macht?

Unsere geistige Haltung und Ausrichtung, die Schwingungsfrequenz der Gedanken und Glaubensmuster, befördert uns immer auf eine Lebenslinie, auf der wir genau das erhalten, was wir denken oder auch befürchten. Bleiben wir bei diesem schlechten Selbstbild, beschäftigen wir uns weiterhin überwiegend mit unseren Problemen und Schwächen. Dann ist es nach dem Gesetz der Anziehung ganz logisch, dass wir auch künftig mit uns und unserem Körper unzufrieden bleiben werden.

Streben wir nach Zufriedenheit mit unserem Essverhalten und unserer Figur, müssen wir alte Gedanken- und Gefühlsmuster hinter uns lassen, an unserem Selbstwertgefühl arbeiten und uns verstärkt darauf konzentrieren, was wir uns eigentlich wünschen. Ein Aspekt, den die meisten Ernährungsprogramme völlig außen vorlassen, der aber für die Zielerreichung von entscheidender Bedeutung ist.

Merke: Kosmischen Gesetzmäßigkeiten gemäß können wir nur das in unser Leben ziehen, was wir schwingungsmäßig und damit auf der feinstofflichen Ebene durch unser Denken und Fühlen bereits ausstrahlen.

Das heißt, wenn wir es schaffen, uns bereits heute auf unser Ziel einzustimmen, selbstschädigende Gedanken immer mehr hinter uns lassen und an unserem Selbstwertgefühl arbeiten, wird dies langsam, aber sicher auch Einfluss auf unser äußeres Erscheinungsbild haben.

Auch, wenn sich das erst einmal seltsam anhören mag, genau so lauten die Regeln, sprich die universellen Gesetze. Wir ziehen das in unser Leben, was wir geistig und gefühlsmäßig aussenden – ob wir es glauben mögen oder nicht. Die in diesem Kapitel vorgestellten Anregungen werden Sie dabei unterstützen, alte Gedanken- und Gefühlsmuster zu durchbrechen und Ihre Ausstrahlung mehr und mehr auf Ihr Ziel einzustimmen.

I. Unser Ziel im Visier – Mehr Wohlgefühl

Ein sehr mächtiges Instrument, um unser Ziel zu erreichen, sind unsere Empfindungen. Wenn wir uns heute schon so fühlen könnten als wäre unser Ziel bereits erreicht, führt, basierend auf den kosmischen Gesetzmäßigkeiten, kein Weg daran vorbei, dass sich dieses geistige Bild mit der Zeit auch in unserer grobstofflicheren Realität verwirklichen wird. Das Einzige, was wir also tun müssen ist, uns vorzustellen und uns so zu fühlen, als hätten wir bereits erreicht, was wir uns wünschen. Und unser Ziel liegt ja auf der Hand: Wir wollen einen schlanken und attraktiven Körper.

Vielleicht träumen Sie von einer ganz bestimmten Kleidergröße, einem bestimmten Optimalgewicht oder haben genaue Vorstellungen von Ihrem Traumkörper. Diese Bilder werden Ihnen bei der folgenden Übung weiterhelfen. Wenn Ihre Vorstellungskraft in der momentanen Lage für solche Bilder nicht ausreicht oder Sie weniger ein visueller Typ sind, seien Sie unbesorgt. Denn für den Erfolg der Übung kommt es weniger darauf an, dass wir genaue Bilder von unserer Wunschfigur vor Augen haben, als vielmehr darauf, dass wir in die Gefühle eintauchen, die wir mit unserem Ziel verbinden.

Letztendlich ist es mit dem Wunsch abzunehmen, wie mit jedem anderen Wunsch. In erster Linie geht es nicht um das Ziel an sich, sondern um die Gefühle, die wir mit dem Erreichen unseres Zieles verbinden. Wir wünschen uns schicke Kleider, nicht um der Kleider willen, sondern weil wir uns toll darin fühlen wollen. Der feste Job bietet Sicherheit. Eine Partnerschaft gibt uns das Gefühl von Verbundenheit. Und hinter dem Wunsch nach Urlaub, einer Massage oder einem Spaziergang steckt die Sehnsucht nach Entspannung oder Erholung. Sie sehen also, letztendlich geht es bei unseren Wünschen um nichts anderes als um Gefühle!

Um unsere Ausstrahlung zu optimieren, geht es also nicht so sehr darum, dass wir uns ein konkretes Bild von unserem Traumkörper vorstellen, sondern darum, dass wir in die Gefühle eintauchen, die wir mit unserem Ziel verbinden. Wir sollten uns daher einmal fragen, welche Sehnsucht sich hinter unserem Wunsch abzunehmen verbirgt. Was verbinden wir mit einem schlank(er)en und attraktiv(er)en Körper?

Vielleicht erhoffen wir uns dadurch ein besseres Selbstwertgefühl, ein sorgenfreieres Leben, bessere Chancen beim anderen Geschlechter oder mehr Auswahl beim Kleiderkauf. Doch welche Gefühle verbergen sich hinter solchen Vorstellungen? Na, wir wollen uns lebendiger, leichter, freier, selbstbewusster, attraktiver oder ganz allgemein ausgedrückt einfach wohler fühlen. Das sind doch die Gefühle, um die es dabei geht, oder etwa nicht?!

Wenn wir es schaffen, diese Gefühle bereits schon heute so oft wie möglich zu aktivieren, wird dies, den Gesetzmäßigkeiten des Kosmos zufolge, langsam, aber sicher auch Einfluss auf unser äußeres Erscheinungsbild haben. Und das Gute daran ist, wir brauchen damit nicht zu warten, bis wir unsere Wunschfigur erreicht haben. Dank unserer Vorstellungskraft können wir ab sofort von den Gefühlen träumen, die wir mit einem schlanken Leben verbinden.

Merke: Um unsere Ausstrahlung in Richtung „schlank" zu befördern, reicht es ganz einfach aus, wenn wir von den Gefühlen träumen, die wir mit einem schlanken Leben verbinden.

Anregung 1: Ein Wohlgefühl zaubern

Um sich in ein Wohlgefühl zu versetzen, machen Sie es sich in einer ruhigen Minute bequem und erlauben Sie sich, in das Gefühl einzutauchen einen attraktiven und schlanken Körper zu haben. Überlegen Sie, was Sie mit einem schlanken Körper verbinden. Vielleicht wollen Sie attraktiv wirken, sich freier, beweglicher oder einfach wohler fühlen. Versetzen Sie sich in Gedanken in einen attraktiven und gesunden Körper und spüren Sie, was das mit Ihnen macht.

Sollte es Ihnen schwierig fallen, sich in diesen Zielzustand hinein zu versetzen, fangen Sie eben klein an, ganz nach dem Motto: „Ein kleines bisschen besser geht immer". Wenn Sie zum Beispiel 30 kg zu viel auf den Hüften haben, stellen Sie sich vor, wie es wäre 5 kg weniger zu wiegen oder eine Kleidergröße kleiner zu tragen. Wenn dies keine Herausforderung mehr darstellt, folgen in der Vorstellung weitere 5 kg weniger bzw. die nächstkleinere Kleidergröße, bis Ihrem Verstand die Vorstellung an Ihre Traumfigur schließlich keine Probleme mehr bereitet.

Wenn Sie in der Vergangenheit schon einmal „bessere" Zeiten hatten, also Phasen, in denen Sie zufriedener mit Ihrem äußeren Erscheinungsbild waren, kann Ihnen die Erinnerung daran vielleicht weiterhelfen. Wissen Sie noch, wie es Ihnen damals ging, welches Grundgefühl Sie sich selbst gegenüber hatten? Stellen Sie sich vor, wie es wäre, wenn Sie jetzt wieder so aussehen würden. Was empfinden Sie bei der Vorstellung, wieder in alte Kleidungsstücke zu passen?

Oder rufen Sie sich die Erinnerung an Ihre letzte Verliebtheit herbei. Denn genau darum geht es: sich unbeschwert, beschwingt und voller Lebensfreude zu fühlen. Falls Sie aktuell gerade frisch verliebt sein sollten, umso besser, desto leichter können Sie sich in dieses Gefühl hineinversenken. Anderen hilft vielleicht die Erinnerung der Glücksgefühle bei besonderen Anlässen wie der Geburt ihres Kindes oder dem Tag der Hochzeit. Und auch der Kontakt zu kleinen Kindern oder Tieren, der Aufenthalt inmitten schöner Natur können dieses wundervolle Gefühl hervorrufen. Wenn es uns dann noch gelingt, diese lebensbejahenden Gefühle auf uns selbst auszubreiten, haben wir einen Meilenstein in Richtung Wunschfigur zurückgelegt.

Auch eine gute Möglichkeit: Überlegen Sie, ob es Personen in Ihrem Umfeld gibt, die Ihrer Meinung nach wirklich zufrieden mit sich und ihrem Äußeren sind. Vielleicht kennen Sie so jemanden persönlich oder es kommt Ihnen eine attraktive Berühmtheit aus der Welt der Stars und Sternchen in den Sinn. Wie glauben Sie, fühlt es sich an, so zu sein? Versetzen Sie sich in die Lage solcher Menschen, wie verhalten, denken und bewegen diese sich?

Wenn Sie möchten, weiten Sie diese Vorstellung auch auf Ihr Verhalten aus und spielen Sie das Ganze dann nicht bloß in Gedanken durch, sondern passen Sie auch Ihr Verhalten für die Dauer dieses „Spiels" an. Wie würden Sie sich bewegen, wie essen, was essen und wann aufhören, wenn Sie zum Beispiel nächste Woche einen wichtigen Termin in der Öffentlichkeit oder ein Fotoshooting hätten? Vielleicht bekommen Sie auch Lust sich mit diesem tollen Körpergefühl zu bewegen oder ausgelassen zu tanzen? Welchen Genuss würde es bereiten in ein Spiegelbild zu blicken, dem man die Worte „nicht schlecht" zuschreiben könnte?

Wie gesagt, geht es bei dieser Übung nicht unbedingt darum, dass Sie ein Bild von sich mit der „perfekten" Figur sehen, sondern mehr um das Gefühl, das auftritt, wenn Sie sich vorstellen schön und schlank zu sein, eine glatte und straffe Haut zu haben und vor lauter Energie und Lebensfreude zu sprühen.

Falls Sie gerne mit Bildern arbeiten, stellen Sie sich die Situationen am besten wie in einen Film vor. Das heißt, Sie betrachten sich selbst nicht nur in einem Szenario als außenstehender Beobachter, sondern Sie übernehmen zugleich die Rolle des Spielenden und spüren mit jeder Faser Ihres Körpers die Bewegungen, die Sie im Kopf ausführen. Sie sind also Beobachter und Schauspieler zugleich.

Vielleicht sehen Sie sich in Gedanken mit einem tollen Kostüm eine Fußgängerzone entlang schlendern und spüren förmlich, wie Sie die Blicke auf sich ziehen. Oder Sie tanzen unbefangen und ausgelassen auf einem gesellschaftlichen Anlass. Sie bemerken die Bewunderung anderer, während Sie den Raum betreten. Eventuell sehen Sie sich in der Kleidung, die Sie schon immer wünschten tragen zu können, jetzt – in Gedanken – können Sie es ;-)

Fühlen Sie, wie Sie mit Leichtigkeit hohe Berge erklimmen oder Purzelbäume schlagen, mit Kindern herumtollen, ausgelassen und ohne jegliche Begrenzung. Nur Mut, Ihrer Fantasie sind keine Grenzen gesetzt.

Und noch zwei Ideen, um sich in einen Wohlfühlzustand zu versetzen:

- Legen Sie sich entspannt hin und werden Sie sich Ihres Körpers bewusst. Atmen Sie ein paar Mal tief und langsam durch. Reisen Sie dann in Gedanken mit Zeitlupentempo durch Ihren Körper hindurch. Von den Füßen über die Waden zu den Knien bis hin zu den Oberschenkeln, von da aus über die Hüften zum Bauch, hinüber zum Brustraum über die Schultern zu den Armen, Händen und dann vom Hals bis hoch zum Kopf.

Verweilen Sie überall, solange es sich gut anfühlt, und schenken Sie jedem Bereich Licht, Liebe und Ihre volle Aufmerksamkeit. Spüren Sie zum Abschluss die gesamte Oberfläche Ihrer Haut zugleich, ähnlich wie bei einem Kälteschauer, der sich über Ihren kompletten Körper ausbreitet oder der angenehmen Empfindung, wenn Sie in der Badewanne liegen und das warme Wasser sanft Ihren ganzen Körper umhüllt. Fühlen Sie, wie die Haut Ihres gesamten Körpers sich mehr und mehr zusammenzieht und straffer und straffer wird. Genießen Sie das neu gewonnene Körpergefühl, gehen Sie völlig darin auf. Vielleicht bekommen Sie ja jetzt Lust darauf, Ihren eigenen Film in Gedanken abzuspielen, mit Ihnen selbst in der Hauptrolle.

- Muskelkater kann übrigens auch hilfreich sein, um ein besseres Körpergefühl zu erlangen. Wenn die Muskeln so richtig schön ziepen und kneifen, fällt es vielen leichter sich den eigenen Körper straff und fest vorzustellen. Vielleicht ist diese Methode ja auch etwas für Sie. Aber bitte übertreiben Sie es nicht, denn aus gesundheitlicher Sicht ist das Auftreten von Muskelkater ein Zeichen dafür, dass man sich zu viel Bewegung zugemutet hat. Doch für unsere Zwecke kann ein gelegentliches kleines Ziepen der Muskeln durchaus hilfreich sein.

Sie können diese Anregungen für mehr Wohlgefühl so oft ausführen, wie Sie möchten. Sei es spontan oder geplant, beim Spazierengehen, vorm Schlafengehen oder in dafür fest reservierten 10 Minuten im Laufe des Tages. Hauptsache ist, dass Ihnen diese Gedankenspiele Spaß machen und nicht zur Pflichtübung werden. Und wie könnte es keine Freude bereiten, sich zumindest in Gedanken beschwingt, frei und attraktiv zu fühlen? Sich dreimal am Tag für nur 17 Sekunden in ein Wohlgefühl zu versetzen, hat schon so manchen Stein ins Rollen gebracht.

Es ist nicht verwunderlich, wenn Ihnen diese Anregungen komisch vorkommen und Sie an deren Wirkung zweifeln. Dennoch ändert das nichts an der Tatsache, dass die Umstände, die zum Erreichen Ihres Ziels erforderlich sind, umso schneller in Ihr Leben treten, je öfter und intensiver Sie sich bereits heute schon so fühlen, wie Sie sich auch in Wirklichkeit gerne fühlen wollen. Und seien Sie unbesorgt, bei solchen Gedankenspielen handelt es sich nicht um einen Selbstbetrug. Denn wir wissen ja, dass diese Vorstellungen zumindest noch nicht den Tatsachen entsprechen.

Erinnern Sie sich, wir können nur das in unser Leben ziehen, was sich bereits JETZT in unserer inneren Welt der Gedanken und Gefühle abspielt. Und jeder von uns hat das Recht sich bereits ab heute, ab genau diesem Augenblick wohl zu fühlen, unabhängig vom momentanen äußeren Erscheinungsbild. Die Natur sehnt sich nach glücklichen Menschen.

Anregung 1: Ein Wohlgefühl zaubern –
Das Wichtigste im Überblick

- Gedanken und Gefühle beeinflussen unsere Realität. Um schlank zu werden, müssen wir uns schlank fühlen!

- Dank unserer Vorstellungskraft können wir uns heute schon wohl, attraktiv und beschwingt fühlen.

- Stellen Sie sich vor einen Traumkörper zu haben oder einen Körper, der zumindest ein klein bisschen mehr Ihren Wunschvorstellungen entspricht.

- Spüren Sie, wie es sich anfühlt, sich mit einem gesunden und attraktiven Körper zu bewegen (wichtiger als ein Bild ist das Gefühl!!!).

- Erinnern Sie sich an das Gefühl verliebt zu sein oder an die Glücksmomente bei besonderen Ereignissen und halten Sie dieses

Gefühl so lange, wie möglich aufrecht.

- Stellen Sie sich vor eine Person zu sein, von der Sie glauben, dass diese sich wohl fühlt, und verhalten Sie sich entsprechend.

- Erinnern Sie sich an eine Zeit mit weniger Gewicht und fühlen Sie sich in diesen Zustand hinein.

- Wenn Ihnen bei dieser Übung Bilder in den Sinn kommen, stellen Sie sich einen Film vor, in dem Sie gleichzeitig die Hauptrolle übernehmen und von außen beobachten, wie Sie zum Beispiel:

- eine Fußgängerzone in tollen Klamotten entlang schlendern und bewundernde Blicke auf sich ziehen

- ausgelassen mit einem neuen Körpergefühl tanzen

- beschwingt Berge erklimmen

- mit kindlicher Lebensfreude Purzelbäume schlagen

Auch gut für mehr Wohlgefühl:

- Verhalten Sie sich zum Spaß so, wie Sie glauben, dass sich Personen verhalten, die sich sehr wohl mit sich selbst fühlen.

- Machen Sie es sich bequem und spüren Sie in Ihren Körper hinein und fühlen Sie, wie er sich immer mehr zusammenzieht und Sie schlanker und straffer werden.

- Auch Muskelkater kann helfen ein besseres Körpergefühl zu zaubern.

Beginnen Sie mit kleinen Schritten, die Sie für erreichbar halten. Achten Sie darauf, dass Ihnen die Übungen Freude bereiten und es wird nicht lange dauern, bis sich die ersten Resultate bemerkbar machen.

II. Für mehr Selbstwert und Selbstannahme

Viele Menschen, die mit ihrer Figur unzufrieden sind, haben ein sehr schlechtes Bild von sich selbst. Man hält sich für zu dick, zu unförmig, zu wenig diszipliniert und lässt auch sonst kein gutes Haar an sich. Insgeheim glaubt man vielleicht sogar einen schönen Körper nicht verdient zu haben und beneidet andere um ihre wohlgeformten Proportionen. Um mit diesem Frust besser umgehen zu können, reden sich manche gerne ein, dass der Wunsch attraktiv und schlank zu sein als oberflächliches Verhalten gilt, getreu dem Motto „lieber dick als doof". Natürlich ist eine ansprechende Optik nicht alles und selbstverständlich ist niemand besser, nur weil er einen attraktiven Körper hat. Trotzdem ist der Wunsch nach einem attraktiven Äußeren menschlich und legitim und hat nichts mit Arroganz oder Selbstgefälligkeit zu tun. Jedes Wesen sollte durch seine bezaubernde Einzigartigkeit hervorstechen. Auch Sie können sich wertvoll und besonders fühlen. Dazu brauchen Sie nur an Ihrem Selbstwertgefühl zu arbeiten und nicht zu warten, bis Sie Ihre Traummaße erreicht haben.

Um Ihre geistigen Parameter auf ein höheres Selbstwertgefühl einzustimmen, gibt es nichts Besseres, als sich selbst etwas Gutes zu tun. Indem wir uns selbst beschenken oder eine Freude bereiten, strahlen wir aus, dass wir es uns wert sind, gut behandelt zu werden. Und weil die kosmischen Gesetzmäßigkeiten in erster Linie auf unsere Ausstrahlung reagieren, können wir bereits erahnen, wie wundervoll sich ein höheres Selbstwertgefühl auf unser Leben und natürlich auch auf unser Erscheinungsbild auswirken.

Anregung 2: Sich etwas Gutes tun

Machen Sie es sich zur Gewohnheit sich täglich oder zumindest jeden zweiten Tag etwas Schönes zu gönnen. Irgendetwas, was Ihnen rundum gut tut. Natürlich sollte dieses „Etwas" nichts mit dem Thema „Nahrungsaufnahme" zu tun haben. Gehen Sie zum Beispiel für eine halbe Stunde an die frische Luft und genießen Sie die Natur, nehmen Sie ein heißes Bad, telefonieren Sie mal wieder mit lieben Bekannten, lesen Sie ein gutes Buch, lauschen Sie schöner Musik, gönnen Sie sich eine Massage, machen Sie Entspannungsübungen wie Yoga, Tai Chi, Qi Gong oder meditieren Sie. Egal was, Hauptsache es tut Ihnen gut.

Fällt Ihnen nichts ein, mit dem Sie sich eine Freude bereiten können, überlegen Sie einmal, wie Sie anderen Menschen gegenüber Ihre Wertschätzung ausdrücken würden. Vielleicht mit einem Strauß Blumen, einem Lächeln oder einem Dankesbrief? Wäre das auch auf Sie selbst anwendbar?

Wenn Sie sich diese Anregung zu Herzen nehmen, schlagen Sie gleich zwei Fliegen mit einer Klappe: Sie strahlen aus, dass Sie sich etwas wert sind und verbinden das mit Dingen, die fernab vom Essverhalten liegen. Wichtig ist, dass Sie sich regelmäßig etwas gönnen, am besten natürlich täglich. Mit ein bisschen Zeitmanagement sollte das kein Problem sein, denn schließlich handelt es sich dabei ja um etwas sehr Angenehmes, auf das Sie schon bald nicht mehr verzichten werden wollen:)

Wenn Sie anfangen sich selbst wertzuschätzen mit Tätigkeiten oder Dingen, die nichts mit dem Thema Ernährung zu tun haben, programmieren Sie langsam, aber sicher auch Ihr Unbewusstes um. Nach einer Weile werden Sie dann wie selbstverständlich diese Sachverhalte in die Wege leiten, wenn Sie sich nach etwas Schönem sehnen, statt sich wie vorher durch die Nahrungsaufnahme zu trösten, zu belohnen oder die Langeweile zu vertreiben. Mit der Zeit wird Ihr Gefühl dafür wachsen, was Ihnen wirklich gut tut. Sie werden so immer mehr wohltuende Dinge in Ihr Leben ziehen und nebenbei andere Aktivitäten, die nicht wirklich gut für Sie sind, entlarven und fallen lassen.

III. Alte Denkmuster durchbrechen

Die meisten, die sich als zu dick betrachten, sind in Gedanken ständig mit dem Thema Abnehmen beschäftigt. Unser Gewichtsproblem steht im Vordergrund und wir befinden uns andauernd im Kampf mit unserem ärgsten Feind, der Gewichtszunahme. Hinzu kommen Schuldvorwürfe, schlechtes Gewissen, Wut und Hoffnungslosigkeit, wenn wir mit unserem Ess- und Bewegungsverhalten unzufrieden sind. Nur allzu oft verurteilen wir uns als Versager und stempeln uns als inkonsequent oder willensschwach ab. Vielleicht setzen wir uns auch unter Druck und nehmen uns vor, dass ab morgen alles besser wird. Und wenn dann doch alles ganz anders kommt, schämen wir uns für unsere Zügellosigkeit.

Erinnern Sie sich noch an die entscheidende Voraussetzung bezüglich unserer Ausstrahlung?! Was meinen Sie, ziehen wir in unser Leben, wenn Schuldgefühle und schlechtes Gewissen an der Tagesordnung stehen und wir uns dadurch oft wütend, hoffnungslos oder frustriert fühlen? Genau, wir werden dann sogar noch tiefer in unsere Gewichtsprobleme und Unzufriedenheitsgefühle hineingezogen. Wir sollten daher schleunigst damit aufhören, so mit uns selbst zu sprechen.

Zum Glück haben wir die Fähigkeit unseren Verstand zu lenken und können damit auch unsere Gefühlswelt beeinflussen. Gefühle und Gedanken hängen untrennbar miteinander zusammen. Indem wir uns vornehmen auf solche unförderlichen Gedankengänge zu achten, um sie schnellstmöglich durch einfühlsamere Gedanken zu ersetzen, werden wir nach und nach die alten Denkmuster hinter uns lassen und somit einer erfreulicheren Zukunft den Weg bereiten.

Anregung 3: Gedankenkorrektur

Nehmen Sie sich ab sofort also vor wachsam zu sein, um zu bemerken, mit welchen Themen Sie in Gedanken beschäftigt sind und wie Sie mit sich selbst kommunizieren. Das gilt insbesondere dann, wenn Sie Dinge tun, die mit Nahrungsaufnahme, Lebensmitteleinkauf, Gewichtskontrolle, Kleidungsauswahl und so weiter zu tun haben. Vor allem, wenn Sie sich bei einem „Fehlverhalten" ertappen, lohnt es sich den aufkommenden Gedanken und Gefühlen zu lauschen.

Wenn wir beginnen auf unsere Selbstgespräche und die dadurch ausgelösten Stimmungen zu achten, kann es passieren, dass unser innerer Beobachter negative Selbstäußerungen verschläft und wir erst hinterher bemerken, was da vor sich ging. Doch keine Sorge, je öfter Sie sich vornehmen Ihre Gedanken, insbesondere dann zu beobachten, wenn Sie irgendwie mit dem Thema Ernährung und Figur in Berührung kommen, umso öfter wird es Ihnen gelingen, diese auch rechtzeitig zu bemerken und umzuwandeln. Anbei ein paar typische Situationen und Beispiele, bei denen wir besonders aufmerksam sein sollten.

1. „Ertappt" – von der Selbstanklage zum Mitgefühl

Wem ist das noch nicht passiert: Wir nehmen uns vor weniger oder gesünder zu essen, mehr Sport zu treiben und machen dann doch genau das Gegenteil. Wenn wir mit unserem Verhalten unzufrieden sind, weil wir zu viel oder das Falsche gegessen oder uns zu wenig bewegt haben, sollten wir, anstatt uns mit Vorwürfen und Kritik zu überschütten, akzeptieren, was wir getan haben. Jeder tut das, was er kann und manchmal geht einfach nicht mehr. Ein „Ausrutscher" sollte uns nicht allzu sehr frustrieren oder gar hoffnungslos werden lassen. Dieses eine Mal ist nicht verantwortlich für unsere Probleme und macht die Lage auch nicht wirklich schlimmer. Stattdessen bietet sich bereits mit der nächsten Mahlzeit eine neue Gelegenheit, unser Verhalten zu optimieren. Immerhin ist es ja auch schon ein Fortschritt, dass wir unser „Fehlverhalten" erkennen und bewusst wahrnehmen. Anschuldigende Worte und schlechtes Gewissen helfen da bestimmt nicht weiter – diese Erfahrung haben Sie sicher auch schon gemacht. Es ist ja auch nicht so, dass wir stets über die Stränge schlagen. „Immer" und „nie" gibt es nicht. Solche Begriffe sollten wir am besten ganz aus unserem Wortschatz streichen.

Vielleicht sind da ja auch verborgene Kräfte am Werk, die uns verleiten und unser Abnehmvorhaben sabotieren? Solchen Kräften werden wir im Kapitel „Heißhunger und Co" auf die Schliche kommen, um ihnen den Wind aus den Segeln zu nehmen. Haben Sie noch ein klein wenig Geduld und bringen Sie sich selbst etwas Mitgefühl entgegen. Sie sind ja bereits dabei, Ihr Vorhaben anzupacken. Schon bald werden Sie die tieferliegenden Gründe hinter Ihrem Essverhalten aufgedeckt und sinnvollere Möglichkeiten zur Hand haben als Essen zum Ersatz für emotionale Bedürfnisse zweckzuentfremden.

Allerdings dürfen wir ruhig traurig werden, wenn wir uns bei einem „Fehlverhalten ertappen" und uns in den vollen und schmerzenden Bauch und die überlasteten Verdauungsorgane hineinfühlen. Trauer und Mitgefühl sind 100-mal besser und so viel heilsamer als Wut, Scham oder Schuld. Wichtig ist nur, dass wir unserer Trauer noch etwas Hoffnungsvolles hinterherschicken. Wie gesagt, wir sind ja bereits auf dem Weg und unsere Probleme mit Ernährung und Gewicht sind Herausforderungen, die es zu überwinden gilt. Bei diesem Prozess werden wir Erkenntnisse gewinnen, zu denen wir ohne dieses Thema nie gekommen wären. Haben wir also Vertrauen darin, dass alles zwar seinen Sinn hat, aber auch wandelbar ist und äußern wir das zumindest gedanklich.

2. Vom Problem zum Ziel – Den Fokus ändern

Immer dann, wenn wir in Gedanken mit unserem Problem dem Übergewicht beschäftigt sind, sollten wir uns schnellstmöglich auf unser Ziel besinnen. Für unsere Gefühlswelt, und damit natürlich auch für unsere schwingungsmäßige Ausstrahlung, macht es einen Riesenunterschied, ob wir in Gedanken mit unserem Feind, dem Zunehmen, beschäftigt sind oder mit voller Motivation unserem Ziel, einem neuen Wohlgefühl, entgegengehen. Indem wir unseren Fokus ändern, von dem, was wir nicht wollen, zu dem, was wir wünschen, gelingt es, den Teufelskreis zwischen negativen Gedanken und unangenehmen Empfindungen zu durchbrechen. Dadurch nutzen wir die Kraft unseres Geistes, um ein Wohlgefühl zu erzeugen. Das allein ist das Geheimnis.

Wenn Sie also das nächste Mal beobachten, wie Sie zum Beispiel beim Blick in den Spiegel, auf die Waage, beim Kleiderkauf, nach einer kalorienreichen Leckerei oder sonstigen Momenten mit Ihren Pfunden kämpfen, beziehungsweise die Angst vorm Zunehmen oder Scheitern aufkommt, atmen Sie tief durch und sagen Sie sich: „Nun gut, ich weiß also ziemlich genau, was ich nicht will (zunehmen, scheitern, mich unwohl fühlen usw.), doch was will ich eigentlich? Ja genau, ich will schlank(er) sein und mich vor allem wohler mit mir selbst fühlen! Der Kampf mit meinen Problemen bringt mich da auch nicht weiter. Lieber träume ich ein paar Sekunden von den schönen Gefühlen, die ich mit einem schlanken Leben verbinde." Erzeugen Sie ganz bewusst ein Wohlgefühl, gemäß der ersten Anregung des Buches. Bestimmt bemerken Sie, wie sich dadurch Ihre Stimmung verbessert.

3. Ein Bisschen besser geht immer – Von der Hoffnungslosigkeit ins Vertrauen

Viele von uns, die gerne abnehmen wollen und in dieser Hinsicht schon vieles mit eher mäßigem Erfolg ausprobiert haben, neigen dazu beim kleinsten Ausrutscher oder Hindernis ihr Vorhaben aufzugeben und sich mit einem pfundigeren Leben abzufinden. Wenn die Anzeige auf der Waage einfach nicht weniger werden will, halten wir es zwar für möglich, dass andere ihrer Traumfigur näherkommen, für uns selbst allerdings beurteilen wir die Lage als trost- und hoffnungslos. Und wenn es sowieso keinen Sinn mit uns hat, na dann ist es auch egal, wie wir uns verhalten. Eine perfekte Ausrede, um bei unserem gewohnten Essverhalten zu bleiben:)

Lassen Sie solche hoffnungslosen Gedanken nicht zu. Wir alle, und so auch Sie, können die momentane Situation verbessern! Bisher hatten Sie halt noch nicht den richtigen Schlüssel dafür in der Hand oder es war eben noch nicht an der Zeit für bleibende Veränderungen.

Jeder, der es bereits geschafft hat sein Wunschgewicht zu erlangen, sollte Sie ermutigen. Wieso sollte das, was andere erreicht haben, nicht auch für Sie möglich sein? Für jeden von uns sind Veränderungen erzielbar. Egal, wie schwerwiegend das derzeitige Problem scheinen mag, eine kleine Verbesserung ist immer drin. Wir sind nicht das Opfer unserer ererbten Gene. Genetisch bedingte Veranlagungen hängen weitaus weniger von unserem Erbmaterial ab, als vielmehr von unseren „ererbten" Lebens- und Ernährungsgewohnheiten. Außerdem belegen neuste Ergebnisse aus der Forschungen, dass sich unsere Gene durch unsere Gefühle und Gedanken beeinflussen und damit verändern lassen. Wir sollten den Gedanken das arme Opfer unserer Gene zu sein, daher ein für allemal ablegen. Wer sich zu diesem spannenden Thema mehr Informationen wünscht, sollte unbedingt das Buch „Die neue Medizin des Bewusstseins: Wie Sie durch Gedanken und Gefühle Ihre Gene positiv beeinflussen können" von Dawson Church lesen.

Im Übrigen hängt wahre Schönheit gar nicht so sehr von bestimmten Maßen, Formen oder Zahlen ab, sondern vielmehr von unserer Ausstrahlung. Sicherlich sind auch Ihnen schon Menschen begegnet, die positiv aus der Menge herausgestochen sind, obwohl sie das ein oder andere Schönheitsmanko aufzuweisen hatten. Das Geheimnis solcher Menschen liegt in Ihrer Ausstrahlung, Ihrer inneren Harmonie mit der sie andere faszinieren und in ihren Bann ziehen.

Nicht jedem stehen 90-60-90 Maße und nicht jeder braucht einen Waschbrettbauch, um attraktiv zu sein. Eine faszinierende Ausstrahlung hängt weniger vom Erreichen irgendwelcher gesellschaftlichen Schönheitsideale ab, als vielmehr davon, wie man sich mit sich selbst fühlt. Wer sich mit und in sich wohl fühlt, der überstrahlt selbst Aspekte, die nicht den allgemeinen Kriterien von Schönheit entsprechen.

Das heißt also auch, dass wahre Schönheit für jeden von uns erreichbar ist, unabhängig davon wie groß oder klein wir sind, ob wir schmale oder breite Hüften haben und wie viele Kilos wir auf den Rippen tragen. Das heißt natürlich nicht, dass Sie den Wunsch nach einer bestimmten Kleidergröße oder einem konkreten Wunschgewicht aufgeben müssen. Machen Sie sich nur klar, dass das Entsprechen von irgendwelchen wandelbaren Schönheitskriterien ein viel geringerer Garant für Attraktivität und Wohlgefühl ist, als die innere Einstellung zu sich selbst. Nur, wenn diese stimmt, können wir auch eine faszinierende äußere Ausstrahlung bekommen – und zwar unabhängig von äußeren Formen und Maßen.

4. Vergleiche sind sinnlos – Sie sind einzigartig

Mal Hand auf's Herz, wie oft vergleichen Sie sich eigentlich mit anderen? Mit Kollegen, Verwandten und Bekannten oder Unbekannten auf der Straße. Und wie oft schneiden Sie bei solchen Vergleichen schlecht ab, halten sich selbst für unattraktiver, dicker oder unförmiger?

Solche Vergleiche sind nicht nur sinnlos, sondern auch schädlich für das eigene Selbstbild. Wir werden immer jemanden finden, den wir als schöner, besser, dünner oder klüger betrachten. Wir sollten vielmehr anerkennen, dass jeder von uns einzigartig ist und Vergleiche daher überflüssig sind. Wenn wir jemanden erblicken, der in unseren Augen eine schöne Figur hat, sollten wir statt uns selbst abzuwerten, diese Begegnung als Bestätigung dafür nehmen, dass das, was für die andere Person möglich ist, auch für uns erreichbar sein kann. Schicksalhafte Faktoren wie schlechte Gene oder Stoffwechselerkrankungen spielen, wie eben erwähnt, eine weit geringere Rolle als Ernährungs-, Bewegungs- und Denkgewohnheiten. Und da wir ja schon dabei sind unsere Gewohnheiten zu wandeln, kann es ja nur besser werden:)

5. Statt Verbote „gut" zu sich selbst sein

Verbote und strenge Regeln machen das Abnehmen nicht gerade leichter, das hat wohl jeder von uns schon einmal erfahren. Im Gegenteil, selbst auferlegte Diätvorschriften verschlimmern die Lage meist noch und provozieren Heißhungerattacken und Schlemmgelage. Ich jedenfalls habe feststellen müssen, dass mein Essverhalten umso zügelloser wurde, je strenger meine von mir selbst auferlegten Vorlagen waren. Ich glaube, das geht vielen von uns so.

Psycho*logisch* betrachtet ist das auch ganz logisch. Schließlich wohnt in jedem von uns ein sogenannter Freiheitskämpfer, der sich von nichts und niemanden etwas vorschreiben lassen möchte – auch von uns selbst nicht. Wollen wir diesen Teil in uns durch Regeln und Verbote seiner angeblichen Freiheit berauben, lässt er sich das nicht lange gefallen und setzt früher oder später zum Gegenangriff an. Wenn er dabei seine Geheimwaffe zückt und uns mit starken Heißhungergelüsten attackiert, wird schnell klar, wer hier am längeren Hebel sitzt.

Anstatt uns also vorzuschreiben, was wir ab morgen alles nicht mehr essen oder wie viel wir uns bewegen werden, sollten wir uns besser vornehmen, ab sofort „gut" zu uns selbst zu sein. Wir versuchen unser Verhalten, Denken und Fühlen derart auszurichten, dass es sich gut und stimmig für uns anfühlt und uns näher zu unserem persönlichen Optimum führt. Wie genau das auszusehen hat, fragen wir am besten nicht unseren Verstand, sondern unseren Bauch.

So ist es zum Beispiel hilfreich vor oder während der Nahrungsaufnahme kurz innezuhalten und uns an unser Vorhaben „gut" zu uns selbst zu sein zu erinnern. Dabei lauschen wir in uns hinein und hören, ob unsere innere Stimme mit unserem Vorhaben einverstanden ist oder wir gerade dabei sind, etwas zu tun, was nicht wirklich förderlich für uns ist.

Brauche ich das Stück Schokolade wirklich, um mich besser zu fühlen oder reicht auch ein Apfel? Benötige ich noch eine zweite Portion Nudeln, um satt zu werden, oder gibt sich mein Magen vielleicht jetzt schon zufrieden? Sehne ich mich wirklich nach Nahrung oder versuche ich damit bloß meinen Frust/ Bewegungsdrang/ Langeweile zu vertreiben?

Wenn wir uns Zeit für solche und ähnliche Fragen nehmen, bedeutet das nicht, dass wir ab sofort nur noch gesunde und kalorienarme Dinge zu uns nehmen dürfen, sondern, dass wir die Achtsamkeit gegenüber unseren wahren Bedürfnissen verbessern. Sie werden dann wahrscheinlich ebenso wie ich die erstaunliche Erfahrung machen, wie sich allein dadurch, dass Sie Ihr Bewusstsein darauf ausrichten „gut" zu sich zu sein, auf wundersame Weise die Auswahl Ihrer Lebensmittel und Portionsgröße verändert – und das ganz ohne Genusseinbuße.

Und selbst, wenn wir uns für die Couch statt der Runde Sport entscheiden oder die Tüte Chips einem gesünderen Snack vorziehen, bleiben die sonst üblichen Schuldvorwürfe aus. Bewusst getroffene Entscheidungen ziehen viel seltener ein schlechtes Gewissen nach sich, als wenn wir unbedacht alten

Gewohnheitsmustern folgen. Das macht unser Verhalten zwar nicht figur-freundlicher, ist aber Balsam für unsere positive Ausstrahlung.

Fragen Sie sich also vor oder während der Nahrungsaufnahme, ob Sie gerade dabei sind etwas zu tun, das wirklich „gut" für Sie ist und öffnen Sie sich für die Botschaften aus Ihrem Inneren. Sie dürfen gespannt sein, welche Verän-derungen das mit sich bringen wird.

Ebenfalls eine gute Möglichkeit den Umgang mit sich selbst zu verbessern, ist es, sich jeweils morgens beim Wachwerden und abends kurz vor dem Einschlafen zu suggerieren, dass Sie ab sofort „gut" zu sich selbst sein wer-den und Ihr persönliches Optimum auf allen Ebenen anstreben. Das ist weitaus wirksamer als jedes Verbot und wird nach und nach auch Ihr Ess- und Bewegungsverhalten beeinflussen. Sie zweifeln an meinen Worten? Na, dann probieren Sie diese Vorgehensweise für etwa drei Wochen einmal aus und staunen Sie, was passiert.

6. Die Verbissenheit herausnehmen – Von der Gewichtigkeit zur Ge-lassenheit

Muss Ihr Gewichtsproblem gelegentlich als Sündenbock für Probleme her-halten, die eigentlich nichts mit dem Thema Abnehmen zu tun haben? Viele von uns glauben nur allzu gerne, dass mit dem Erreichen der Wunschfigur das Leben sorgloser und besser wird. Wenn wir erst einmal schlank sind, lässt sich der berufliche Erfolg sicher viel leichter erreichen und wir hätten die Bewunderung und Anerkennung anderer sicher. Wie selbstverständlich gehen wir davon aus, dass ein schlankes Dasein automatisch mit mehr Selbstbewusstsein einhergeht und sich dann natürlich auch der lang ersehnte Traumpartner im Handumdrehen finden wird, stimmt´s?

Wenn unser Gewichtsproblem als Begründung für andere Schwierigkeiten in unserem Leben herhalten muss, blockieren wir dadurch nicht nur die Ge-wichtsabnahme, sondern machen uns auch selbst etwas vor. Wer nicht ge-lernt hat, sich mit sich selbst gut zu fühlen, dem werden auch niedrigere Zah-len auf der Waage oder kleinere Kleidergrößen nicht großartig weiterhelfen.

Das sehen wir an all denen, die einer Art Magerwahn verfallen sind und es mit dem Abnehmen einfach nicht gut sein lassen, geschweige denn zufrieden mit sich und ihrem Körper sein können. Wir sollten daher am besten sofort damit beginnen den momentanen Ist-Zustand gelassener anzunehmen und uns mit den bereits vorgestellten und folgenden Anregungen auf ein höheres Wohlgefühl einzustimmen.

Seien Sie vorsichtig all Ihren Unmut auf Ihr aktuelles Gewichtsproblem zu schieben. Nehmen Sie die Gewichtigkeit aus diesem Thema heraus. Nicht all unsere Schwierigkeiten werden sich in Luft auflösen, nur weil wir dieses eine – wenn auch gewichtige – Problem gelöst haben. Es können dafür andere, neue Herausforderungen zum Vorschein kommen. Was, wenn andere uns dann zwar wegen unserer Figur bewundern, sich aber weniger für unser Inneres interessieren? Und was fangen wir nun mit all der neu gewonnen Zeit an? Kalorienzählen, neue Diäten ausprobieren – all das ist dann schließlich überflüssig.

Wenn wir unsere Wunschfigur erreicht haben, können wir das Thema Übergewicht auch nicht mehr als Sündenbock für alltägliche Probleme heranziehen. Wir verlieren damit vielleicht eine wichtige Ausrede, mit der wir uns bislang gerne gerechtfertigt haben. Auf einmal haben wir dann nichts mehr, dem wir die „Schuld" für unsere Probleme in die Schuhe schieben können.

Fragen Sie sich einmal, was auf Sie zukäme, wenn Sie das Thema Ernährung und Gewichtsabnahme hinter sich ließen. Welche Themen könnten dann an die Oberfläche gelangen? Was würden Sie mit all der Zeit und Energie anfangen, die Sie so auf einmal zur Verfügung hätten?

Je mehr wir uns bereits heute mit der Frage auseinandersetzen „Was wäre, wenn ...", desto greifbarer wird der Gedanke an unser Ziel. Wir verlieren die Angst vor dem, was sich auftun könnte und heißen unser neues Leben willkommen.

Zusätzlich werden wir eins genießen können: ein Essverhalten an den Tag zu legen, das uns Genuss und Freude bereitet und dabei einen gesunden und attraktiven Körper beschert. Zudem wird es sich wundervoll anfühlen in den Spiegel blicken zu können und sich dabei immer wohler zu fühlen. Ja, das ist ein tolles Gefühl! Und dennoch werden wir in unserem Leben weitergehen, und wo wir weitergehen, werden neue Hürden unsere Wege kreuzen.

Stellen wir uns nun also unserer momentanen Herausforderung. Packen wir unser anstehendes Thema, das der Ernährung und des Gewichts an. Nur so werden wir eine weitere Sprosse der Lebensleiter erklimmen. Es lohnt sich!

Anregung 3: Gedankenkorrektur – Das Wichtigste im Überblick

- Erinnern Sie sich an die Macht Ihrer Ausstrahlung. Achten Sie ab sofort auf negative Selbstgespräche, die Ihre Stimmung nur weiter herunterziehen und wandeln sie diese in förderlichere Gedankengänge.

- Gehen Sie nach einem Fehlverhalten nicht so hart mit sich ins Gericht. Jeder tut das, was zur Zeit möglich ist. Manchmal geht einfach nicht mehr. Alles hat seine Gründe, wenn diese vielleicht auch noch im Verborgenen liegen. Fühlen Sie sich lieber in die Trauer und den Schmerz hinein, den es mit sich bringt, wenn man nicht gut zu sich selbst ist. Mitgefühl und Trauer sind 100-mal besser als Verurteilungen – und dazu so viel heilsamer!

- Ändern Sie Ihren Fokus. Statt sich in Gedanken mit Ihren Feinden, dem Zunehmen und dem Übergewicht zu beschäftigen, verlagern Sie Ihre Aufmerksamkeit besser auf die Gefühle, die Sie mit Ihrem Ziel verbinden. Wenn Sie sich dieses Prinzip zur Angewohnheit machen, wird das einen sehr positiven Effekt auf Ihre Stimmung und damit auf Ihre Ausstrahlung haben!

- Achten Sie auf Ihre Gefühle und Gedanken und nutzen Sie unangenehme Stimmungen um Ihren Fokus von dem, was Sie nicht wollen, auf das auszurichten, was Sie wollen.

- Sollten Gedanken der Hoffnungslosigkeit aufkommen, machen Sie sich klar, dass es schon vielen Menschen gelungen ist, ihr Wunschgewicht zu erreichen. Warum sollte das für Sie nicht ebenfalls möglich sein? Egal, wie schwerwiegend Ihr Problem auch sein mag: Ein bisschen besser geht immer. Außerdem kommt wahre Schönheit von innen und hat in erster Linie nichts mit Körpermaßen oder Gewicht zu tun, sondern mit der Einstellung gegenüber sich selbst. Auch Sie können schön und einzigartig sein – dazu müssen Sie sich einfach nur in die entsprechenden Gefühle hinein versetzen.

- Lassen Sie Vergleiche mit anderen besser sein, egal in welche Hinsicht diese gehen. Es wird immer jemanden geben, den Sie als besser, schlanker oder erfolgreicher betrachten, genauso werden Sie immer jemanden finden, der bei einem Vergleich mit Ihnen schlechter abschneidet. Nehmen Sie jeden schönen Menschen, der Ihnen begegnet, lieber als Beweis dafür, dass es möglich ist, einen attraktiven Körper zu haben.

- Statt sich selbst Verbote und Regeln aufzuerlegen, beschäftigen Sie sich besser damit, was gesunde Ernährung wirklich bedeutet und nehmen Sie sich kurz vor der Nahrungsaufnahme, vorm Schlafengehen und morgens beim Aufwachen vor „gut" zu sich selbst zu sein. Das wird Wunder wirken!

- Nehmen Sie aus Ihrem Problem die Gewichtigkeit heraus. Forme, Maße und Zahlen sind kein Garant dafür sich wohl zu fühlen. Hier hilft nur, sich in der Kunst der Selbstannahme und des Wohlgefühls zu schulen. Außerdem ist unser Gewichtsproblem ein Thema für sich, andere Probleme sind davon gesondert zu betrachten. Wer sein Gewichtsthema hinter sich lässt, schafft Raum für neue Herausforderungen. Welche könnten bei Ihnen auftauchen? Je öfter Sie sich mit dieser Frage auseinandersetzen, desto weniger wird Ihr Unbewusstes Ihnen beim Erreichen Ihres Wunschgewichts im Wege stehen.

Tipp: Wenn es Ihnen schwerfällt, Ihre Gefühle und Gedanken im Laufe des Tages wahrzunehmen und zu wandeln, ist es hilfreich, sich am Ende des Tages hinzusetzen und ihn Revue passieren zu lassen.

Wie oft waren Sie mit Ihren Problemen statt mit Ihren Zielen beschäftigt? Gab es Verhaltensweisen in Bezug auf Ernährung, die Ihnen missfallen haben? Erinnern Sie sich noch, was Sie in solchen Momenten über sich selbst gedacht bzw. zu sich selbst gesagt haben?

Im Hinblick auf Ihr jetziges Wissen um die Macht der geistigen Ausstrahlung, was wünschten Sie, hätten Sie in dieser Situation zu sich gesagt? Vielleicht haben Sie ja Lust die Gedanken und Beobachtungen in einem sogenannten Ernährungstagebuch festzuhalten?

Auch, wenn Sie an der Wirkung dieser Übungen zweifeln mögen, schon sehr bald werden Sie das Praktizieren dieser Anregungen an Ihrer besseren Stimmungslage zu spüren bekommen. Es lohnt sich!

IV. Die Spiegelübung – der Wahrheit ins Auge blicken und sich selbst annehmen

Sich selbst anzunehmen und den momentanen Ist-Zustand zu akzeptieren, ist wahrscheinlich eine der schwierigsten Aufgaben unseres Lebens – vor allem dann, wenn wir alles andere als zufrieden mit unserem Erscheinungsbild sind. Dennoch sind Selbstakzeptanz und Selbstannahme wichtige Schritte um unsere schwingungsmäßige Ausstrahlung in Richtung Ziel einzustimmen. Je mehr Dankbarkeit und Wertschätzung wir unserem Körper entgegenbringen, desto leichter gelangen wir in unser inneres Gleichgewicht. Das Traumgewicht stellt sich dann oft wie von alleine ein.

Ich möchte Ihnen daher gerne eine sehr wirksame, wenn auch nicht ganz einfache Übung in Sachen Selbstannahme vorstellen. Tasten Sie sich also langsam vor und gehen Sie nur so weit, wie es sich gerade noch gut anfühlt. Alles andere wäre kontraproduktiv. Falls Sie sich entschließen die folgende Übung auszuprobieren, sorgen Sie dafür, dass Sie für die nächsten 15 bis 30 Minuten ungestört bleiben.

Anregung 4: Spiegelübung - Ich bin, wie ich bin und ich bin gut so

Stellen Sie sich angezogen oder nur mit einem Tuch umhüllt vor den größten Spiegel, den Sie zur Verfügung haben. Idealerweise können Sie darin Ihren ganzen Körper auf einen Blick betrachten, falls das nicht möglich sein sollte, ist es aber auch nicht tragisch.

Nun beginnen Sie, sich ganz genau zu betrachten. Schauen Sie sich zunächst in die Augen und begutachten Sie Ihr Gesicht. Finden Sie mindestens zwei Dinge, die Ihnen daran gut gefallen. Entdecken Sie zum Beispiel Ihre strahlenden Augen oder Ihr bezauberndes Lächeln. Vielleicht sind es bei Ihnen auch die Ohren, ein kleines Grübchen, die gesunde Gesichtshaut oder die wohlgeformten Augenbrauen, die besonders schön hervorstechen.

Betrachten Sie sich ruhig und entspannt. Sagen Sie sich – in Gedanken oder laut –, dass Sie ein einzigartiges und bezauberndes Wesen sind, das Wertschätzung und Achtung verdient. Tun Sie das dann auch. Schenken Sie sich Achtung und Wertschätzung, indem Sie ganz tief in diese Gefühle eintauchen. Schauen Sie unbesorgt über die Dinge hinweg, die Ihnen Kummer bereiten. Kein Makel dieser Welt, egal wie groß und stark ausgeprägt er ist, kann etwas an der Tatsache ändern, dass jeder von uns ein einzigartiges, wertschätzungswürdiges Wesen verkörpert.

Nachdem Ihnen das gelungen ist, gehen Sie einen Schritt weiter und versuchen nach und nach Ihren gesamten Körper zu betrachten. Weiten Sie Ihren Blick auf Ihren Hals, Ihren Brustkorb, Ihre Arme, Ihre Hände, Ihren Bauch, Ihre Hüften, Ihren Hintern und schließlich auf Ihre Beine und Füße aus. Verweilen Sie solange bei den einzelnen Stellen, wie es Ihnen beliebt. Betrachten Sie sich von allen Seiten und finden Sie Positionen, die Sie besonders vorteilhaft erscheinen lassen. Wenn Sie mutig sind, können Sie dabei auch das Tuch fallen lassen oder sich ausziehen. Entweder legen Sie ein Kleidungsstück nach dem anderen ab, solange bis Sie völlig nackt sind, oder, bis Sie durch ein mulmiges Gefühl den Hinweis bekommen, dass es fürs Erste reicht. Vielleicht fühlt es sich besser an, wenn Sie zunächst einmal die Unterwäsche anbehalten oder Ihre „Problemzonen" verdeckt lassen.

Lassen Sie sich Zeit, es geht nicht darum, Ihre Grenzen zu durchbrechen, sondern darum, sich langsam, aber sicher wieder völlig annehmen zu können.

Betrachten Sie sich immer wieder im Spiegel. Lassen Sie Ihren Blick langsam und würdevoll mit Selbstachtung über Ihren immer weniger bedeckten oder auch völlig nackten Körper schweifen. Drehen Sie sich und begutachten Sie Ihren Körper von allen Seiten, ohne ihn dabei zu verurteilen oder sich zu schämen.

Natürlich, Ihr Spiegelbild ist erbarmungslos ehrlich. Alles, was Sie sonst so gerne kaschieren, kommt da zum Vorschein. Doch machen Sie sich klar, dass alles so ist, weil die Vergangenheit war, wie sie eben nun mal war. Das ist Ihr Körper und er spiegelt Ihnen, wie Sie bisher mit ihm umgegangen sind – und zwar nicht nur durch Ihr Essverhalten, sondern vor allem auch durch Ihre Gedanken und Gefühle!

Unser Körper ist wahrscheinlich der ehrlichste Freund, den wir haben. Er offenbart uns offen und schonungslos, dass irgendetwas in unserem Leben bisher nicht optimal verlaufen ist. Er will uns damit keinesfalls strafen, sondern einfach darauf hinweisen, dass es etwas zu optimieren gibt. Eigentlich können wir unserem Körper dafür sogar dankbar sein. Ehrliche Freunde sind schließlich selten.

Wenn Sie bei der Betrachtung Ihres Äußeren traurig oder niedergeschlagen werden, ist das völlig in Ordnung. Erinnern Sie sich daran, dass Sie nun auf dem Weg der Wandlung sind und Ihr Anblick sich verändern wird. Außerdem sollten wir nicht vergessen, auch das Schöne an unserem Körper zu erblicken, das an jedem von uns zu finden ist und wir nur allzu gerne als Selbstverständlichkeit übersehen.

Vielleicht fällt Ihnen auf, dass Sie, wenn auch üppig, dennoch wohl proportioniert gebaut sind. Oder, dass Sie über wohlgeformte Füße und Hände verfügen. Vielleicht ist Ihre Haut besonders samtig und straff oder Ihre Brüste sind voll und rund. Was auch immer es sein mag, schenken Sie auch den schönen Aspekten Ihres Äußeren Beachtung. Versuchen Sie sich mit den Augen eines Verliebten anzuschauen. Betrachten Sie sich das Wunderwerk Ihres Körpers ganz genau und ausgiebig. Durch ihn sind Sie überhaupt erst in der Lage zu fühlen und zu spüren. Egal, ob er irgendwelchen wandelbaren Schönheitsidealen entspricht. Er ist es, der es Ihnen ermöglicht, Empfindungen wahrzunehmen. Er ist ein Geschenk an Sie, das größte Ihres Erdenlebens!

Falls Sie die Übung sehr berühren sollte oder Sie Trauer darüber verspüren, wie undankbar Sie bisher mit Ihrem Körper umgegangen sind, lassen Sie aufkommende Tränen ruhig zu und bitten Sie Ihren Körper um Verzeihung. Er ist nicht nachtragend und wird vor Freude Luftsprünge machen:

Wenn Sie zu sich sagen können: „Ja, das bin ich, das ist mein Körper mit all seinen kleinen und großen Makeln und doch einzigartig und schön", dann haben Sie das Ziel der Übung erreicht. Bis dahin können durchaus ein paar Versuche nötig sein.

V. Alternative zur Spiegelübung – die Tastwahrnehmung

Falls Sie bereits im Vorfeld wissen, dass die Spiegelübung nichts für Sie ist und mehr unangenehme als angenehme Gefühle in Ihnen hervorrufen wird, können Sie auch Folgendes ausprobieren:

Anregung 5: Die Tastwahrnehmung – So gut fühle ich mich an

Stellen Sie sich nackt oder nur in Unterwäsche bekleidet und mit geschlossenen Augen aufrecht hin. Statt Ihren Körper anzusehen, erforschen Sie ihn mit Ihren Händen. Gleiten Sie sanft und in aller Ruhe über Ihre Arme, Schultern, Ihren Hals, über Ihren Brustraum, hinab zum Bauch über Ihren Hintern bis hinab zu Beinen und Füßen. Nehmen Sie dabei bewusst wahr, wie sich die Haut unter Ihren Händen anfühlt.

Erforschen Sie Ihren gesamten Körper, wie ein Blinder es tun würde, um ein Bild von Ihrem Körper zu bekommen. Vielleicht bemerken Sie dabei, dass sich Ihr Gewebe gar nicht so schlecht anfühlt, Ihre Haut schön samtig weich ist, oder, dass das innere Bild, das durch Ihren Tastsinn entsteht, viel besser abschneidet, als das äußere Bild bei einem Blick in den Spiegel. Lassen Sie Ihre Hände zu den Händen eines Liebenden werden, der mit Achtung, Neugier und Wertschätzung jeden Teil Ihres Körpers erkundet, genießen Sie das gute Gefühl, das dadurch entsteht.

Schenken Sie Ihrem Körper einfach die Liebe und Aufmerksamkeit, die er verdient und er wird es Ihnen danken, indem er attraktiver und vitaler wird.

Tipp: Um Ihrem Körper künftig mehr Wertschätzung und Dankbarkeit entgegenzubringen, können Sie es sich auch zur Gewohnheit machen, ihn zu verwöhnen. Cremen Sie sich nach jedem Duschen liebevoll ein. Streicheln Sie vorm Zubettgehen über Ihre Haut oder massieren Sie Ihre Füße und gewöhnen Sie sich an bei jedem Blick in den Spiegel nach Dingen Ausschau zu halten, die Sie schön finden. Solche simplen Rituale haben eine erstaunlich effektive Wirkung!!

Anregung 4+5: Spiegelübung und Tastwahrnehmung – Das Wichtigste im Überblick

- Stellen Sie sich angekleidet oder in ein Tuch gehüllt vor den größten Spiegel, den Sie finden können und sorgen Sie für absolute Ruhe.

- Betrachten Sie zunächst Ihr Gesicht und achten Sie besonders auf Ihre Vorzüge.

- Lassen Sie nun das Tuch fallen oder ziehen Sie sich langsam aus. Betrachten Sie mit voller Hochachtung und Wertschätzung Ihren Körper.

- Akzeptieren Sie, dass Ihr Körper Ihnen schonungslos offenbart, wie Sie ihn bisher behandelt haben. Lassen Sie aufkommende Trauer ruhig zu.

- Sehen Sie auch das Schöne an Ihrem Körper. Mögen diese Dinge auch noch so klein sein. Selbst wohlgeformte Fingernägel, eine süße Nasenspitze oder lange Wimpern können helfen, uns wohler mit uns selbst zu fühlen.

- Beenden Sie die Übung damit, dass Sie Ihrem Körper dafür danken, dass er Sie in die Lage versetzt, Gefühle zu empfinden und Berührungen genießen zu können.

- Alternativ zur Spiegelübung können Sie auch die Tastwahrnehmung (Anregung 5) mit geschlossenen Augen machen. Gehen Sie dabei wie ein blinder Liebender mit Neugierde und Wertschätzung auf Tuchfühlung mit Ihrem eigenen Körper.

- Verwöhnen Sie Ihren Körper regelmäßig mit Streicheleinheiten oder Massagen und halten Sie bei jedem Blick in den Spiegel Ausschau nach Ihren Vorzügen. Das wird große Wirkung haben!!!

Fazit Kapitel 1

Vielleicht fragen Sie sich, ob die Übungen aus diesem Kapitel Sie beim Abnehmen wirklich weiterbringen. Vertrauen Sie mir, sie tun es!

Und das Wichtigste: Die im Kapitel 1 vorgestellten Anregungen helfen Ihnen, sich bereits ab sofort besser zu fühlen. Sie brauchen nicht zu warten, bis Ihr Wunschgewicht oder -verhalten erreicht ist. Jeder Tag ist ein kostbarer Tag Ihres Lebens, der es wert ist, genossen und gelebt zu werden. Lassen Sie daher keinen Moment ungenutzt und steigern Sie so oft wie möglich Ihr Wohlgefühl!

Kapitel 2: Die ersten Schritte auf der Ernährungs- und Bewegungsebene – Es kann so einfach sein

Nachdem wir nun unser Denken und Fühlen in Richtung „schlank sein" umprogrammiert haben, ist es sinnvoll auch unsere Ernährungs- und Bewegungsgewohnheiten einigen Veränderungen zu unterziehen. Doch anders, als viele denken, brauchen wir für merkliche Ergebnisse keine großen Umwälzungen oder radikalen Schritte einzuleiten. Kalorien zählen, Portionen abwiegen, schweißtreibende Sportprogramme – all das können wir getrost hinter uns lassen und uns freud- und genussvoll an die ersten Schritte auf der Ernährungs- und Bewegungsebene heranwagen.

I. Die Grundlagen: Das A und O: Mehr Powernahrung und mehr Bewegung

Frisches Obst und Gemüse gehören, genauso wie körperliche Bewegung, zu einem umfassenden Wohlgefühl einfach dazu. Gleichzeitig sind sie der Schlüssel für ein schlankes Leben. Naturbelassene Frischkost versorgt uns mit allen wichtigen Nährstoffen, reinigt unsere Zellen und Sinne von denaturierter Nahrung, lindert ungesunde Gelüste und hat dabei kaum Kalorien. Mehr Bewegung bringt unseren Stoffwechsel auf Trab, aktiviert unsere Muskeln und sorgt für ein strafferes Gewebe und einen höheren Grundumsatz. Das heißt, dass wir dann sogar mehr essen können als zuvor **und** dabei gleichzeitig auch noch an Gewicht verlieren.

Das Schöne an der Sache ist, dass bereits kleine Schritte ausreichen, um die natürliche Lust auf Frischkost und Bewegung in uns zu reaktivieren, die von Natur aus in jedem von uns schlummert. Wenn wir es uns eine Zeit lang – sagen wir für etwa drei Monate – zur täglichen Gewohnheit machen, unseren momentanen Frischkostanteil und unser Maß an Bewegung zu steigern, setzen wir einen Prozess in Gang, der unsere Pfunde ganz nebenbei verschwinden lässt und uns mehr Energie und Tatendrang verschafft.

1. Mehr Powernahrung

Die meisten glauben, dass sie weniger essen müssen, um abzunehmen. Doch das stimmt nicht unbedingt und schon gar nicht für jeden. Vielen von uns könnte es helfen, mehr zu essen. Damit meine ich zwar nicht noch eine Tafel Schokolade und auch nicht einen zweiten Teller Nudeln, sondern eine große Portion frischer und saftiger Lebenskost.

Bei wem weckt der Anblick eines bunt gemixten Obsttellers mit reifen und herrlich duftenden Früchten wie Bananen, Mangos, Melonen und Erdbeeren nicht die Lust zum Naschen? Zumindest süße Früchte finden bei vielen von uns Anklang. Und auch Salate, Möhren, Paprika und Gurken lassen sich derart köstlich zubereiten, dass kein Gourmet widerstehen kann.

Wenn wir unseren täglichen Frischkostanteil an Obst und Gemüse erhöhen, setzen wir damit wundervolle Prozesse in Gang. Zum einen gewöhnen wir so unsere Sinne wieder an einen reinen und unverfälschten Geschmack, so dass der Appetit darauf wiederkehrt. Und zum anderen versorgen solche Lebensmittel unsere Zellen gleichzeitig mit allem, was sie brauchen. Diese Extraportion an Mineralien, Spurenelementen, Vitaminen, sekundären Pflanzenstoffen, Ballaststoffen, Proteinen und Energie sorgt dafür, dass Heißhunger und unbändiges Verlangen nach „ungesunden" Dingen abklingen und wir länger jung und knackig bleiben.

Am besten eignen sich saisonale Produkte aus ökologischem Anbau oder noch besser aus dem eigenen Garten, da diese in der Regel weniger Schadstoffe und dafür mehr Nährstoffe enthalten. Hier muss jeder für sich selbst entscheiden, was verfügbar und finanziell vertretbar ist.

Machen Sie sich um die zusätzlichen Kalorien keine Gedanken. Frisches Obst und Gemüse versorgt uns mit vielen lebensnotwendigen Stoffen und setzt sich nicht auf den Hüften ab. Entgegen der weitverbreiteten Ansicht kommt es weniger auf die Menge als vielmehr auf die Qualität der Kalorien an. Die in Frischkost enthaltenen Ballaststoffe sorgen dafür, dass die darin enthaltenen Kohlenhydrate langsam und gleichmäßig verstoffwechselt werden. Nur Diabetiker sollten nicht allzu viele süße Früchte essen bzw. deren Verzehr mit einem Arzt oder Heilpraktiker absprechen.

Eine Umstellung auf mehr frisches Obst und Gemüse kann wirklich einfacher und genussvoller ablaufen als viele meinen. Im Folgenden erhalten Sie ein paar Inspirationen, wie sich diese Nährstoffbomben einfach und geschmackvoll in den Alltag integrieren lassen.

a) Ein Stück Gemüse untermischen
Mischen Sie gekochten Mahlzeiten ein oder zwei Stück Gemüse in roher, unerhitzter Form bei. Vor allem klein geraspeltes Gemüse wie Möhre, Rote Beete, Sellerie oder eine selbstgemachte Soße aus Tomaten oder Avocados eignen sich sehr gut, um dem gekochten Essen beigefügt zu werden. So wird das Essen nicht nur nährstoffreicher, sondern auch saftiger und geschmacklich besser.

- Zu einem Nudelgericht passen hervorragend klein geschnittene Tomatenwürfel oder gleich eine selbstgemachte kalte Tomatensoße. Dazu nimmt man 5 große Tomaten, einen Schuss Olivenöl, etwas Salz, eine Prise Pfeffer und frische Kräuter wie Basilikum, Oregano oder Thymian. Diese Zutaten gibt man in ein Gefäß und püriert sie mit einem Mixstab zu einer cremigen Soße. Wer mag, kann natürlich auch noch zwei rohe oder angedünstete Knoblauchzehen mit hinzugeben. Und noch ein Geheimtipp: Wenn Sie der Tomatensoße ein paar getrocknete Tomaten und pro Portion 3 getrocknete Datteln hinzufügen, wird's gleich doppelt so lecker.

- Zu Kartoffelgerichten passen alle möglichen frischen Salate und Gemüse wie Kopfsalat, Feldsalat, Endivien, Rucola, Fenchel, Sellerie, Löwenzahn, Paprika, Gurken, Kohlrabi, usw.

- Ein herzhaftes Brot lässt sich zusätzlich mit ein paar Tomaten- oder Gurkenscheiben belegen und schon haben wir unseren Rohkostanteil wieder ein wenig erhöht.

- Und wie wär's mit einer leckeren Portion rohköstlicher Gemüse-Spaghetti? Mit einem Spiralschneider, der für rund 20 Euro zu erwerben ist, kann man aus rohen Zucchini, Möhren, Gurken oder Süßkartoffeln ganz einfach und in sekundenschnelle leckere und rohköstliche Spaghetti zaubern. Dazu serviert man wie gewohnt eine Tomatensoße oder auch ein Pesto aus Nüssen, Kräutern und hochwertigen Ölen. Da schlagen sogar junge Esser gerne zu.

b) Smoothies – schnell zubereitet und verdammt lecker

Smoothies, zu deutsch pürierte Mixgetränke, sind wirklich eine geniale Möglichkeit Obst und Gemüse köstlich zuzubereiten. Selbst große und kleine Frischkost-Muffel greifen so freiwillig und mit Genuss zu der Extra-Portion Nährstoffe. Auch hier nehme man, was den eigenen Vorlieben entspricht.

- Sehr lecker ist zum Beispiel folgender Drink: Eine Banane, zwei Orangen, ein Apfel und eine Kiwi werden mit einem Küchengerät oder Mixstab püriert. So erhält man in nur wenigen Sekunden eine optisch, geruchlich und geschmacklich sehr ansprechende Mischung, die sowohl als Frühstück aber auch als Snack für zwischendurch getrunken werden kann. Wem die natürliche Süße von Früchten nicht ausreicht, kann ein paar Datteln, Feigen, etwas Xylit oder Stevia (dazu später mehr) untermischen.

- Auch ein Smoothie aus Gemüse kann lecker schmecken. Drei Tomaten, eine halbe Gurke mit etwas Basilikum oder Thymian gemixt, dazu je eine Prise Pfeffer und Salz, schmecken wie ein kaltes Gazpacho. Diese Mischung eignet sich sehr gut als erfrischende Suppe an heißen Sommertagen.

- Wer es gern exotisch mag, sollte auch einmal Früchte und Gemüse miteinander kombinieren. Eine Banane, eine kleine Rote Beete gemixt mit Papaya oder Ananas verleihen der Mischung nicht nur eine interessante Farbe, sondern auch einen nicht alltäglichen Geschmack.

Auch hier gilt, experimentieren Sie nach Ihren eigenen Vorlieben und schon bald werden Sie eine leckere Rezeptur gefunden haben, die Sie nicht mehr missen möchten.

c) Obst- und Gemüsesalate – frisch und knackig
Natürlich lassen sich auch leckere Rohkost-Salate zaubern.

- Zum Frühstück gibt ein bunter Obstsalat aus einem Apfel, einer Banane, vier Erdbeeren und einer halben Honigmelone einen richtigen Vitaminkick für den Tag. Kokosraspeln, gehackte Mandeln, Rosinen oder ein Schuss Sahne können zur Abwechslung natürlich auch Verwendung finden.

- Und wer sich am Mittag mit Power für den Rest des Tages aufladen möchte, sollte zu einem leckeren Salat aus Tomaten, grünem Blattsalat, Oliven, Möhren- und Sellerieraspeln greifen. Verfeinern ließe sich so ein Teller mit Sprossen, Nüssen, Samen, Käse, Oliven, Brotwürfeln oder Tofustreifen.

Als Dressing empfehle ich Ihnen eine Mischung aus kaltgepresstem Pflanzenöl, einem Schuss Zitronensaft oder Balsamicoessig, etwas Senf, Salz, Pfeffer und Kräutern. Nährstoffreiche und geschmackvolle Salatsoßen lassen sich auch sehr gut aus Avocados, (Soja-)Joghurt, Feigen oder Mandelcreme kredenzen. Wie Sie sehen, gilt auch hier wieder, erlaubt ist, was gefällt und schmeckt.

Suchen Sie sich unter den genannten Vorschlägen die Variante heraus, die Sie am meisten anspricht und am leichtesten in Ihren Alltag integrierbar ist. Schon allein dieses Mehr an wirklicher Lebenskost kann zu erstaunlichen Veränderungen führen, Sie dürfen gespannt sein.

Zu beachten gilt:

- Rohkost wird schneller verdaut als gekochte Nahrung. Damit es nicht zu Verdauungsproblemen kommt, sollten rohes Obst und Gemüse am besten auf leeren Magen und keinesfalls zum Nachtisch gegessen werden. Am besten mischt man den Frischkostanteil unter das gekochte Gericht oder noch besser, man isst rohes Obst und Gemüse als Vorspeise oder ganz für sich.

- Nicht jeder verträgt Rohkost. Das hat meistens damit zu tun, dass sich die Verdauungsorgane an die herkömmliche Industriekost gewöhnt haben und nun „zu faul" geworden sind, um die faser- und ballaststoffreiche Rohkost zu verdauen. Hier ist es ratsam sich zunächst mit dampfgegartem Obst und Gemüse an die leckeren Vitaminbomben zu gewöhnen, bis dann die rohe Kost wieder vertragen wird.

- Außerdem sollte man darauf achten, nur reife Früchte zu verzehren. Wegen des zumeist recht hohen Säuregehalts können unreife Früchte den Zahnschmelz angreifen und den Organismus übersäuern. Am besten sind sonnengereifte, saisonale Produkte aus kontrolliert biologischem Anbau und der Region.

- Um Ihren Rohkostanteil zu erhöhen, können Sie auch dazu übergehen zum Frühstück nur frische Früchte zu essen. Das mag sich vielleicht befremdlich anhören, weil wir es gewöhnt sind, morgens von einem vollgedeckten Tisch mit Brot, Aufschnitt, Marmelade, Müsli, Kaffee, Saft und Co auswählen zu können. Doch entgegen der weiterverbreiteten Meinung belastet solch ein umfangreiches Frühstück die Verdauungsorgane und nimmt Energie statt uns mit Kraft und Power für den Tag zu versorgen.

Ein saftiges Obstfrühstück hingegen hilft dem Körper bei seiner allmorgendlichen Reinigungsphase, schwemmt überflüssige Pfunde heraus und liefert uns alles, was wir für einen guten Start in den Tag brauchen. Nicht nur ich und mein Partner, sondern auch Bekannte und Klienten sind begeistert davon, wie sich solch ein Power-Reinigungs-Frühstück auf Wohlbefinden, Leistungsfähigkeit und Gewicht auswirkt. Zugegeben die Umstellung fällt nicht jedem leicht, doch die Erfolge sprechen für sich.

- Nach Ansicht einiger Ernährungsexperten sollte man nach 18 Uhr auf den Verzehr von rohem Obst und Gemüse verzichten. Rohkost kann ab dieser Tageszeit wegen fehlender Verdauungssäfte nicht mehr richtig verdaut werden und es kann deshalb zu Gärungsprozessen im Magen-Darm- Trakt kommen kann. Wie immer gilt auch hier, testen Sie selbst und ziehen Sie Ihre eigenen Schlüsse. Vermutlich ist Rohkost zu später Stunde immer noch verdaulicher als Pommes, Pizza oder Schokoriegel zur gleichen Uhrzeit eingenommen.

- Vor dem Fruchtzucker aus Früchten braucht sich übrigens niemand zu fürchten. Anders als isolierter Fruchtzucker, der verschiedenen Produkten zugefügt wird, ist der Fruchtzucker in naturbelassenen Früchten an Ballaststoffe gebunden und wird daher langsamer und schonender verstoffwechselt als isolierte Zuckerarten. Obst macht nicht dick, sondern ist DAS Schlankmacher-Food schlechthin. Allerdings sollten Diabetiker mit dem Verzehr von Trockenfrüchten, Bananen und anderen süßen Früchten langsam machen und sich an die Empfehlungen ihrer Ärzte halten. Hybridzüchtungen wie z. B. kernlose Trauben oder Melonen sind generell zu meiden, weil sie auf einen besonders hohen Zuckergehalt hin gezüchtet wurden.

2. Mehr Bewegung

Um eine Gewichtsabnahme voranzutreiben, sollten wir zusätzlich auch auf der Bewegungsebene ansetzen. Allein dadurch, dass wir uns mehr bewegen, werden die Pfunde purzeln – selbst dann, wir noch nicht einmal die kleinste Umstellung in der Ernährung vornehmen. Nach und nach bauen wir durch das richtige Maß an Bewegung passives Fettgewebe ab und stärken unsere Muskeln, die selbst im Ruhezustand mehr Energie verbrennen als jedes andere Gewebe in unserem Körper. So wird unsere Haut straffer und fester, wir fühlen uns vitaler und unser Energiepegel steigt stetig an.

Leider ist es so, dass bei den meisten von uns, der natürliche Drang nach Bewegung, der allen Lebewesen angeboren ist, durch den kümmerlichen Sportunterricht und das stundenlange Stillsitzen in der Schule oder dem Arbeitsplatz verloren gegangen ist. Wenn wir es jedoch schaffen diesen natürlichen Bewegungsdrang wieder zu erwecken, wird aus einem anfänglich notwendigen Übel, schon sehr bald eine Quelle für mehr Lebensenergie und Wohlbefinden.

Und auch hier ist es wie bei der Ernährung. Beginnen Sie lieber aus Spaß an der Freude mit kleinen Einheiten Ihre Lust auf Bewegung zu steigern, statt sich mit anstrengenden und zeitaufwendigen Trainingsprogrammen zu quälen und nach wenigen Versuchen deprimiert aufzugeben. Jeder sollte genau dort ansetzen, wo er gerade steht und sich von dieser Warte aus steigern. Seien Sie gespannt, wie schnell Ihr Bewegungsdrang mit den hier vorgestellten Ideen wieder zurückerobert ist.

a) Für den Einstieg

Sind Sie (noch) ein absoluter Bewegungsmuffel, sollten Sie besonders sanft beginnen. Wie gesagt, es geht nicht darum, sich einige Tage lang aufzuraffen, um irgendwelche Sportprogramme zu absolvieren, sondern darum, die natürliche Freude an der Bewegung wiederzufinden.

- Vielleicht haben Sie Lust darauf sich einmal am Tag Ihre Lieblingsmusik aufzulegen und dazu ausgelassen zu tanzen? Keine Sorge, Sie brauchen keinen Tanzwettbewerb zu gewinnen, sondern sich einfach nur ein bisschen mit den natürlichen Bewegungen des Körpers auseinanderzusetzen.

- Genauso gut können Sie es sich zur Gewohnheit machen, ab sofort keine Treppe mehr auszulassen und die Erfindung von Rolltreppen und Fahrstühlen links liegen zu lassen.

- Auch ein täglicher Spaziergang an der frischen Luft oder das Herumtollen mit Kindern oder Ihrem Hund kann Ihnen helfen, den Einstieg in ein aktiveres Leben zu finden. Eine Bekannte von uns hat fast 20 kg in weniger als einem dreiviertel Jahr abgenommen, indem Sie sich einen Hund zulegte: Mit zwei täglichen Einheiten „Gassi Gehen" und „Stöckchen werfen", hat sie überschüssiges Körperfett verbrannt, ohne ihre Ernährung auch nur im geringsten zu ändern!

Nur 3000 Schritte mehr am Tag, was in etwa einer halben Stunde Gehen entspricht, sorgen dafür, dass sich am Ende des Tages 12 g Fett weniger in unserem Körper einlagert. Klingt nach wenig? Macht im Jahr aber satte 4,5 kg weniger Körperfett!

- Natürlich sind auch Sportarten mit einem hohen Spaßfaktor wie Inlineskaten, Walken, Ballsportarten, Tanzen oder Wanderungen mit lieben Menschen bestens dazu geeignet, um die Freude an der Bewegung wieder zu erwecken.

- Und wer es erst einmal ruhiger angehen lassen möchte, für den könnten Yoga-, Pilates- oder Qi Gong-Kurse geeignet sein. Aus eigener Erfahrung kann ich berichten, dass solche, auf den ersten Blick, sanften und ruhigen Bewegungen durchaus auch anstrengend sein können und die tieferen Muskel- und Gewebeschichten trainieren. Zudem wird bei diesen Methoden die Aufmerksamkeit nach innen gerichtet. Das unterstützt uns dabei, in Kontakt mit unserem Körpergefühl und unserer inneren Stimme zu kommen.

Je besser der Draht zu uns selbst und unserem Körper ist, desto deutlicher können wir auch unser natürliches Bedürfnis nach Bewegung und gesunder Ernährung wahrnehmen!

Bei der Frage nach der richtigen Art von Bewegung ziehen Sie Ihr Bauchgefühl zu Rate und fragen Sie sich, was Ihnen am meisten Freude bereiten könnte. Es kommt dabei nicht darauf an, wie lange Sie sich bewegen, sondern allein darauf, dass Sie sich **täglich** dazu aufraffen. Lieber drei Minuten getanzt oder zehn Minuten spaziert als gar nichts gemacht. Seien Sie gespannt, wie schnell die Lust auf Mehr geweckt wird.

b) Inspirationen für mehr

Viele Menschen glauben, dass stundenlange Ausdauerprogramme nötig sind, um Gewicht zu verlieren. Dabei sind es vor allem kurze und intensive Einheiten, die den Stoffwechsel auf Hochtouren bringen und unsere Fettzellen schmelzen lassen. Selbst Stunden nach einer solchen Einheit verbrennt unser Körper viel mehr Kalorien als gewöhnlich. Kleine, intensive Einheiten sind dabei gleichermaßen effektiv als auch praktisch, da sie sich leicht in den Alltag integrieren lassen und nicht viel Zeit in Anspruch nehmen. Anbei ein paar Inspirationen:

- Während eines Spaziergangs können Sie zum Beispiel immer mal wieder kurze Laufeinheiten einfügen. Beginnen Sie so schnell zu laufen, wie es sich gerade noch angenehm anfühlt, ohne dabei ins Keuchen zu geraten. Zählen Sie dabei langsam bis zehn und verlangsamen Sie dann Ihr Tempo wieder. Die nächste Laufetappe folgt, sobald sich Puls und Atmung wieder normalisiert haben. Hierbei reichen schon 10 Minuten im Wechsel von Gehen zu Laufen völlig aus, um Ihren Stoffwechsel auf Trab zu bringen. Damit sind intensive Kurzeinheiten wesentlich effektiver als 40 Minuten moderates Joggen, Fahrradfahren oder Schwimmen, es sei denn, auch hier bringt man den Wechsel mit schnellen Sequenzen hinein.

- Setzen Sie außerdem auf natürliche Bewegungen wie Kniebeugen, Sprünge, einen schweren Gegenstand vom Boden aufheben oder von einem Stuhl aufstehen und sich wieder hinsetzen. Diese Bewegungen berücksichtigen die natürlichen Funktionen unseres Bewegungsapparates und trainieren unseren Körper ganzheitlich und effektiv. Wir können solche Übungen einfach in unseren Alltag integrieren und es uns zur Gewohnheit machen zwischendurch mal ein paar Kniebeugen zu machen.

  Es empfiehlt sich die ausgewählte Übung in kleinen Zeiteinheiten, z. B. 3-10 Minuten, so oft zu wiederholen wie möglich. Entweder man macht langsam eine Bewegung nach der anderen, oder aber, man macht drei Bewegungen am Stück, dann eine kurze Pause und dann wieder drei Bewegungen usw., bis die Zeit vorbei ist. Das geht auch im Büro oder an einem anderen Arbeitsplatz. Ein guter Freund von uns, der diesem Ratschlag gefolgt ist und anfangs befürchtet hat, sich so zum Gespött der Firma zu machen, war erstaunt, dass er so über kurz oder lang zum Initialzünder für die sportliche Einheit zwischendurch wurde und immer mehr Kollegen von sich aus begeistert mit eingestiegen sind.

- Vielleicht sind auch Sportarten in der Gruppe oder im Verein das Richtige für Sie. Hier treffen Sie auf Gleichgesinnte und die Bewegung läuft nebenher, ohne den Fokus auf die Anstrengung zu legen. Informieren Sie sich über das Angebot in Fitnessstudios, Sportvereinen oder Volkshochschulen in Ihrer Nähe.

- Sportarten wie Schwimmen, Fahrradfahren, Walking, besser noch Nordic Walking, Pilates, Yoga, Übungen mit dem eigenen Körpergewicht oder mit dem Theraband sind selbst für stark übergewichtige Personen geeignet, weil sie gelenkschonend und gleichmäßig ausgeführt werden.

- Wer lieber zu Hause trainieren möchte und dennoch Motivation braucht, der kann sich eine Fitness-DVD zulegen. Im Handel gibt es eine Vielzahl an Videos sowohl für Einsteiger als auch für Fortgeschrittene, mit oder ohne Hilfsmittel, so dass bestimmt auch etwas Passendes für Sie dabei ist. Auf youtube oder anderen Seiten im Internet werden unzählige Workouts zum Mitmachen angeboten – und das völlig kostenlos.

- Ebenfalls seht gut geeignet um die Fettverbrennung anzukurbeln ist moderates Krafttraining, das durchaus auch für Frauen in Frage kommt. Durch kontrollierte Übungen an Kurz- und Langhanteln wird die Körpermuskulatur intensiv beansprucht. Sichtbare Erfolge lassen hierbei nicht lange auf sich warten. Beim Training mit Gewichten ist es allerdings sehr wichtig, die Bewegungen präzise und genau durchzuführen und sich nicht zu überlasten. Eine Anleitung durch einen Kraftsportexperten ist gerade für die ersten Stunden sehr zu empfehlen.

Wie immer gilt auch hier, die Vorschläge gelten nur als kleine Inspiration und sind keinesfalls als abschließend zu betrachten. Probieren Sie einfach aus, wonach Ihnen gerade der Sinn steht. Überfordern Sie sich nicht und achten Sie vor allem auf den Spaß- und Wohlfühlfaktor.

Zu beachten gilt:

Bei starkem Übergewicht oder gesundheitlichen Problemen sollte jede Art der Bewegung mit einem medizinischen Fachmann abgesprochen werden. Nur, wenn das Herz-Kreislauf-System nicht überlastet wird, bringt die Bewegung auch einen Nutzen!

Außerdem sollten sich (Wieder-)Einsteiger die Bewegungen von einem Experten zeigen lassen und die ersten Stunden unter seiner Aufsicht trainieren. Dann schleichen sich garantiert keine Fehlhaltungen ein und der Nutzen ist optimal.

Das A und O: Mehr Powernahrung und mehr Bewegung –

Das Wichtigste im Überblick

Frische Kost und Bewegung sorgen nicht nur für ein neues Lebensgefühl, sondern sind auch der Schlüssel für ein schlankes Leben.

- Naturbelassenes Obst und Gemüse versorgen uns mit vielen wichtigen Nährstoffen, reinigen unsere Zellen und Sinne von denaturierter Nahrung und mindern Gelüste.

- Mehr Bewegung bringt unseren Stoffwechsel auf Trab und sorgt für ein straffes Gewebe sowie für einen höheren Grundumsatz. Wir können dann mehr essen als zuvor und nehmen gleichzeitig sogar noch ab.

Die natürliche Lust auf Frischkost und den natürlichen Drang nach Bewegung wecken wir am schnellsten, indem wir uns ein kleines bisschen Mehr an leckerer Frischkost und moderater Bewegung gönnen. Wichtig ist hier nicht das wie viel, sondern allein das täglich!

II. Die Kunst des Kauens – Effektiv und leicht umgesetzt

So simpel es klingen mag, auch gründliches Kauen kann helfen, überflüssige Pfunde zu verlieren, und das, ohne die kleinste Umstellung in der Ernährung vorzunehmen. Durch den richtigen Gebrauch unserer Zähne wird die Nahrung bereits im Mund bestmöglich zerkleinert. Dann können die darin enthaltenen Nährstoffe viel besser von den Verdauungsorganen aufgenommen werden und die Verdauung wird beschleunigt. Unsere Zellen geben viel frühzeitiger als bisher den Impuls satt zu sein und wir brauchen tatsächlich nur noch die Hälfte unserer gewohnten Essensmenge.

Da unsere Geschmacksknospen allein auf der Zunge liegen, erfahren wir durch gründliches Kauen sogar noch mehr Genuss. Denn zum einen verweilt die Speise länger im Mund, also dort, wo unsere Geschmacksnerven liegen, und zum anderen haben feine Geschmacksnuancen erst durch ein gründliches Kauen die Möglichkeit sich voll und ganz zu entfalten.

Abgesehen von der Entlastung für die Verdauungsorgane, die die Kunst des Kauens mit sich bringt, bietet sie uns also auch noch mehr Geschmack und unterstützt die Gewichtsabnahme. Da lohnt sich ein Versuch ganz bestimmt!

Anregung 6: Kauen Sie sich schlank

Als Faustregel gilt: Kauen Sie Ihre Nahrung flüssig. Dazu werden je nach Festigkeit der Speise etwa 20-100 Kaubewegungen benötigt. Nehmen Sie einen Bissen Ihrer Wahl in den Mund und beginnen Sie langsam und bewusst zu kauen.

Achten Sie dabei besonders auf die 5.-7. sowie die 12.-15. Kaubewegung. In diesen Phasen setzt der sogenannte Schlingreflex ein, der uns – sind wir gedankenlos beim Essen – den Bissen einfach hinunterschlucken lässt. Vermutlich handelt es sich dabei um ein Überbleibsel aus Neandertalerzeiten, in denen wir darauf angewiesen waren, die Beute vor Auftauchen eines Feindes schnell zu verzehren. Wenn Sie bewusst auf diesen Reflex achten und ihm nicht nachgeben, fällt das Flüssig-Kauen danach viel leichter.

Schlucken Sie jeweils nach 10-20 Kaubewegungen ein Wenig der Nahrung herunter und kauen Sie den Rest weitere 20 Male, bevor Sie wieder ein Bisschen hinunterschlucken und so weiter und so fort.

Je nach dem, um welche Art von Nahrung es sich handelt, dauert es unterschiedlich lange, bis diese flüssig gekaut ist. Ein Stück Wassermelone verflüssigt sich deutlich schneller als ein Stück Vollkornbrot. Wichtiger als die Anzahl der Kaubewegungen ist daher die Konsistenz der Nahrung.

Testen Sie, wie es sich auswirkt, wenn Sie es sich, sagen wir für drei Wochen, zur Gewohnheit machen, zumindest eine Mahlzeit des Tages oder jeweils die ersten Bissen einer jeden Mahlzeit nach den Regeln der Kaukunst so richtig schön zu bearbeiten. Danach werden Sie wie von selbst Ihre Zähne intensiver einsetzen und damit einen langfristigen Gewinn für Figur und Gesundheit geschaffen haben.

Sollten Sie entdecken, dass bestimmte Speisen oder Nahrungsmittel bereits nach wenigen Kaubewegungen ihren Geschmack verlieren, handelt es sich wahrscheinlich um minderwertige Qualität. Vor allem industriell aufbereitete Nahrungsmittel wie Fertiggerichte, Chips, Snacks und Co sind auf eine Geschmacksexplosion während der ersten Kaubewegungen ausgelegt. Schließlich sollen wir zum Verzehr großer Mengen angeregt werden. Hochwertige Ware schmeckt selbst nach einer Vielzahl von Kaubewegungen noch ausgezeichnet und wird dadurch sogar oft noch leckerer. Vielleicht dient Ihnen die Kunst des Kauens ja sogar als Impulsgeber für eine Ernährungsumstellung, falls Sie dadurch Ihre vermeintliche Lieblingsnahrung als „Nahrungsmittelschrott" entlarven:)

Die Kunst des Kauens –
Das Wichtigste im Überblick

Kauen Sie ab sofort Ihre Nahrung flüssig. Das entlastet die Verdauungsorgane, macht schneller satt und bietet mehr Geschmacksgenuss.

Fazit Kapitel 2

Nun können Sie aus einer großen Anzahl an einfach umsetzbaren und mit wenig Anstrengung verbundenen Ideen der Ernährungs- und Bewegungsebene auswählen. Experimentieren Sie nach Lust und Laune und integrieren Sie genau das in Ihren Alltag, was sich nach einer ausreichend langen Testphase für Sie stimmig und richtig anfühlt. Je wohler Sie sich dabei fühlen, je gelassener Sie an die Sache herangehen, umso größer die Erfolge.

Machen Sie sich keinen Druck, sondern üben Sie sich in Geduld. Übergewicht, das sich im Laufe der Jahre angesammelt hat, verschwindet nur selten auf einen Schlag. Doch schon der Weg zum Wunschgewicht kann Freude bereiten. Und Sie sind ja schon dabei! Freuen Sie sich über jede auch noch so kleine Veränderung und schöpfen Sie daraus die Kraft, um weiter auf dem Weg zu Ihrem Ziel voranzuschreiten.

Kapitel 3: Jetzt geht's den Fettdepots an den Kragen – Entschlackung als Wunderwaffe gegen Übergewicht

Wenn es Ihnen bisher schwer fiel, allein durch das Reduzieren von Kalorien oder die Steigerung des Kalorienverbrauchs (mehr körperliche Aktivität) abzunehmen, könnte das an den Folgeerscheinungen eines trägen Stoffwechsels liegen. Mit jeder Diät sinkt unser Grundumsatz und der Stoffwechsel wird träger und langsamer. Das bedeutet im Klartext, dass wir nach einer Diät weniger Kalorien brauchen als zuvor. Kehren wir nach der Zeit des Diäthaltens zu unserer ursprünglichen Ernährungsweise zurück, nutzt der Körper jede Kalorie doppelt und dreifach aus, so dass wir uns immer weiter in der Kalorienzahl beschränken müssen, um nicht wieder zuzunehmen. Das halten jedoch nur die wenigsten von uns lange durch und es kommt, wie es kommen muss: Schon kurze Zeit nach der Diät sind die so mühsam weggehungerten Pfunde wieder auf den Hüften – und nicht selten gesellen sich noch ein paar zusätzliche Kilos hinzu. Der berühmt berüchtigte Jojo-Effekt lässt grüßen. Logisch, dass eine erneute Beschränkung in der Kalorienmenge, also eine weitere Diät, hier nicht weiterhilft. Was also nun?

Um besser verstehen zu können, was in einem solchen Fall wirklich hilft, werfen wir einen kleinen Blick darauf, wie unliebsame Pölsterchen überhaupt zustande kommen. Die herkömmliche Ernährungsweise bestehend aus vielen Fertigprodukten, Fast Food, Zucker, Weißmehlerzeugnissen (Brot, Nudeln, Toast, Kuchen, Gebäck usw.), tierischen Proteinen und denaturierten Fetten versorgt uns nicht nur schlecht mit Nährstoffen, sondern liefert auch noch eine Menge Substanzen, mit denen der Körper nichts anfangen kann und die ihn größtenteils sogar belasten.

So liefern 90 Prozent der in Supermärkten verfügbaren Produkte nur noch einen Bruchteil der für uns wichtigen Vitalstoffe, dafür aber jede Menge künstliche Farb- und Aromastoffe, Emulgatoren, Konservierungsstoffe, Rückstände von Hormonen, Pestiziden oder Düngemitteln, raffinierte Kohlenhydrate, zu viele schwefelhaltige Aminosäuren aus tierischen Produkten, Phosphate und Kochsalz. Hinzu kommen Gifte aus Tabak-, Kaffee- und Alkoholkonsum sowie aus der Einnahme von Medikamenten und giftige Umwelteinflüsse.

Unser Körper setzt alles daran, diese für ihn nicht verwertbaren und größtenteils schädlichen Substanzen über Niere, Darm, Haut und Lunge wieder auszuscheiden. Kommt er damit nicht nach – was bei unseren heutigen Ernährungsgewohnheiten und Umweltbedingungen kein Wunder ist –, muss er diese meist toxischen Rückstände zunächst mit Wasser neutralisieren und sie dann an Stellen zwischenlagern, wo sie nicht weiter stören. Dazu eignet sich besonders unser Unterhautfettgewebe. Dort sammeln sich dann im Laufe der Zeit viele an Wasser gebundene Gift- und Abfallstoffe an, die umgangssprachlich auch als Schlacken bezeichnet werden. Die Folge sind Fettdepots, weiches Gewebe infolge von Wasserzurückhaltung und Cellulitis. Diese Rückstände verlangsamen auch die Kommunikation zwischen den Zellen, erschweren damit die Versorgung mit wichtigen Nährstoffen und verlangsamen gleichzeitig den Abtransport von Stoffwechselrückständen. Das führt dann zu einem verlangsamten Stoffwechsel und wir wundern uns, dass unsere Bemühungen abzunehmen fruchtlos bleiben.

Um diesen Missstand zu beheben, müssen wir die eingelagerten Schlacken wieder loswerden. Mit weniger Kalorien kommen wir dagegen jedoch nicht an. Denn ein Großteil des verschlackten Gewebes besteht einzig und allein aus Wasser, das dazu benutzt wird, um die Abfallstoffe zu binden und unschädlich zu machen. Nur, wenn wir Maßnahmen ergreifen, die diese Verbindungen aufbrechen und unseren Körper dabei unterstützen, diese auszuscheiden, werden wir die Einlagerungen wieder los. Infolgedessen sinkt nicht nur unser Gewicht, auch Appetit und Stoffwechsel finden so zurück zu ihrer Norm.

Die Ausscheidung von Toxinen kann dabei sogar ohne die kleinste Umstellung unserer Ernährung geschehen! Genau das Richtige also für diejenigen, die genuss- und freudvoll abnehmen möchten.

I. Schlacken-Verbindungen aufbrechen

Um die eingelagerten Fettdepots in einem ersten Schritt aufzubrechen, stehen uns verschiedene Möglichkeiten zur Verfügung, die nicht nur ohne eine Ernährungsumstellung möglich sind, sondern auch noch eine Wohltat für unsere Sinne darstellen. Massagen, Trampolin springen, Tee trinken sowie eine Salzsoletrinkkur sind imstande die Verbindungen aufzubrechen. Nur so kann der angesammelte Ballast in einem weiteren Schritt wieder aus unserem Körper herausgespült werden.

1. Massagen

Massagen, insbesondere tiefe Bindegewebsmassagen und Lymphdrainagen, dienen als unterstützende Maßnahmen bei einer Gewichtsabnahme. Durch sanfte, pumpende Bewegungen, die das Bindegewebe und Unterhautfettgewebe massieren, werden Schlackenverbindungen aufgebrochen und unser Stoffwechsel angeregt. Solche Behandlungen wirken besonders intensiv, wenn sie durch professionell ausgebildete Fachkräfte durchgeführt werden.

Aber auch zu Hause auf der Couch, beim Lesen oder vor dem Fernseher können wir es uns zur Gewohnheit machen an unseren Fettpölsterchen herum zu kneten und zu drücken. Entweder bedienen wir uns dabei allein unserer Hände oder greifen auf ein Massagegerät für den Hausgebrauch zurück.

Wenn Sie beim Kneten und Massieren auf kleine Knötchen oder Verhärtungen stoßen, lohnt es sich, diese Stellen besonders intensiv zu bearbeiten. Denn hierbei handelt es sich wahrscheinlich um eingelagerte Schlackenbestände.

Schön kann es auch sein, solche Massagen im Wechsel mit dem Partner oder einem Gleichgesinnten durchzuführen.

Gleichzeitig dient so ein Vorgehen auch als Beschäftigung für unsere Hände, so sinkt das Risiko, dass wir stattdessen zur Tafel Schokolade oder in die Chipstüte greifen. Das Herumkneten kann also auch beim Einsparen von Kalorien helfen:)

> **Bitte beachten:**
> Egal, ob Sie sich selbst oder jemand anderen massieren, die Dauer und Intensität sollte so gewählt werden, wie es gerade noch angenehm ist.

2. Trampolin springen

Unser Lymphsystem hat die Aufgabe gelöste Schlacken wieder zurück ins Blut zu geben, damit sie wieder ausgeschieden werden können. Wir können unser lymphatisches System durch leichtes Schwingen auf einem (Mini) Trampolin anregen und unterstützen. Durch die sanften Bewegungen beim Schwingen auf einem Trampolin werden die Fettdepots sozusagen aus der Zelle herausgepresst.

Schon wenige Minuten täglich reichen aus, um unseren Schlacken den Garaus zu machen. Wichtig ist, mit leichten Schwing- oder Gehbewegungen zu arbeiten, die Füße bleiben dabei durchgehend in Kontakt zur Schwungmatte des Trampolins. Das hat im Gegensatz zum Trampolinspringen den Vorteil, dass die Gelenke und Muskeln nicht überfordert werden. Dazu machen die federnden Bewegungen auf einem Trampolin sogar noch richtig Spaß und bringen uns die natürliche Freude an der Bewegung wieder zurück.

Die Einheiten auf dem Trampolin können nach Belieben einfacher oder anstrengender gestaltet werden und sind somit auch für fortgeschrittene Bewegungsfans zu empfehlen.

Platzsparende Minitrampoline für den Hausgebrauch finden Sie übers Internet oder in Sportwarengeschäften. Beim Kauf sollten Sie auf eine harte Oberfläche und stabile Federn achten. Gerade bei starkem Übergewicht sollte man lieber ein paar Euro mehr (ab 120 Euro) für ein Trampolin ausgeben und Billigprodukte meiden.

3. Salzsoletrinkkur

Richtiges Salz – und ich spreche hier nicht von Natriumchlorid, das wir als Koch- oder Tafelsalz in der Küche benutzen, sondern von natürlichem, unbehandeltem, organischem Salz – ist in der Lage, die Schlackenverbindungen, also unsere Fettpölsterchen, wieder aufzubrechen. Anders als herkömmliches Kochsalz, das hochgradig raffiniert, gebleicht und seiner Mineralstoffe beraubt wurde, besitzt unbehandeltes Salz noch seine vollständige Anzahl an Elementen, die für das Aufbrechen von Schlacken benötigt werden.

Wenn wir eine zeitlang täglich einen Teelöffel einer, aus hochwertigem Steinsalz angesetzten Salzsole zu uns nehmen, lösen sich nach und nach selbst hartnäckige Fetteinlagerungen und unser Gewicht sinkt langsam, aber stetig.

Herkömmliches Kochsalz ist dazu nicht in der Lage, da es nur noch Natrium und Chlorid enthält (daher auch sein Name). All die anderen wichtigen und natürlichen Elemente wie Magnesium, Kalzium, Zink, Eisen usw. wurden dem Kochsalz durch Raffinationsverfahren „geraubt". Wie alle raffinierten Produkte richtet auch Kochsalz erhebliches Chaos in unserem Körper an. Das Salz geht auf die Suche nach seinen fehlenden Stoffen und „raubt" die vorhandenen Mineralien aus den Mineralstoffreservoirs unseres Körpers. Zahnprobleme, instabile Knochen, Bluthochdruck und vorzeitige Alterungserscheinungen wie graue Haare oder Haarausfall werden so begünstigt.

Und nicht nur das: Herkömmliches Kochsalz, das wir zum Würzen von Speisen in der Küche verwenden und in fast jedem Fertiggericht enthalten ist – egal ob süß oder salzig –, ist einer der größten Feinde bei der Gewichtsabnahme. Denn jedes Gramm Kochsalz, das wir zu uns nehmen, bindet eine vielfache Menge Wasser an sich.

Da wir über die herkömmliche Ernährung täglich mehr Kochsalz zu uns nehmen, als unsere Nieren ausscheiden können (etwa nur 5-7 g pro Tag), lagern wir überschüssiges Salz, das Wasser an sich bindet, im Gewebe ein. Um diese Verbindungen wieder aufzulösen, werden bestimmte Stoffe benötigt, die wir unserem Körper zuführen müssen. Und genau diese Stoffe sind in unbehandeltem Salz zu finden.

Steinsalz aus tiefen Bergschichten gewonnen, hat sich im Laufe von 250 Millionen Jahren, geschützt vor schädlichen Umwelteinflüssen, gebildet und bedarf wegen seines hohen Reinheitsgrads im Gegensatz zu den meisten Meersalzen keiner weiteren Reinigung. Traditionellerweise wird es von Hand abgebaut und selektiert, in Sole gewaschen und sonnengetrocknet. Steinsalz, das oft auch als Kristall- oder Himalayasalz bezeichnet wird, enthält wichtige Mineralien und Spurenelemente genau in dem Verhältnis, wie es unser Körper benötigt. Der Mineralstoffanteil liegt bei 1,5 bis 2,5% im Gegensatz zu Meersalz, das nur 0,8% Mineralien und Spurenelemente enthält.

Handelsübliches Kochsalz ist bis auf wenige Ausnahmen chemisch aufbereitet, aggressiv im Geschmack und oftmals mit künstlichen Rieselhilfen, Jod oder Fluor versetzt.

Das bedeutet:

- wenn wir Kochsalz wenigstens aus unserer Küche verbannen,

- vielleicht sogar gesalzene Knabbersachen und Produkte, die viel Salz enthalten, meiden,

- und gleichzeitig auf hochwertiges Steinsalz umsteigen,

werden sich beachtliche Ergebnisse in puncto Gewichtsabnahme einstellen, und zwar ohne dabei auf den salzigen Geschmack verzichten zu müssen.

Anregung 7: Salzsoletrinkkur

Eine besonders effektive Methode unliebsame Pölsterchen loszuwerden, ist eine dreimonatige Salzsoletrinkkur. Während dieser Kur trinken Sie täglich morgens und abends ein Glas Wasser, dem Sie einige Tropfen einer hochwertigen Salzsole hinzufügen. Die stellen Sie ganz einfach selbst her, indem Sie sich unbehandeltes Steinsalz, das auch als Himalaya- oder Kristallsalz bezeichnet wird, in Form von kleinen Brocken bzw. Steinen aus dem Bioladen oder der Drogerie besorgen.

Am besten wählen Sie Produkte, die nachweislich von Hand und nicht mit Sprengsatz abgetragen wurden. Natürlich hat das seinen Preis, ist aber von der Wirkung her weitaus effektiver, da so die sensible Struktur des Salzes erhalten bleibt und die Mineralien dadurch viel leichter vom menschlichen Körper aufgenommen werden können.

Geben Sie etwa 4-5 Salzsteine in ein Gefäß aus Glas und fügen Sie 500 bis 750 ml Wasser hinzu. Über Nacht erhalten Sie so eine hochwertige Salzsole.

Für eine dreimonatige Probezeit, die ausreichend ist, um erste Ergebnisse zu erzielen, empfiehlt es sich, zweimal täglich ein paar Tropfen von der Sole einzunehmen und zwar am besten morgens auf nüchternen Magen sowie abends kurz vorm Zubettgehen. Geben Sie dazu ca. 10 Tropfen oder einen Teelöffel in ein Glas Wasser und trinken Sie es. Da die Solzsole nicht mit Metall in Berührung kommen sollte, verwenden Sie am besten eine Pipette oder einen Holzlöffel.

Sobald die Sole zu Neige geht, fügen Sie neues Wasser hinzu. Sollten sich die Salzsteine aufgelöst haben, legen Sie einfach ein paar neue Steine hinein. So verfügen Sie dauerhaft über diese wertvolle Tinktur, die Sie auch zum Würzen von Speisen verwenden können.

Bitte beachten:

- Die Salzsole können Sie auf der Küchenablage aufbewahren, allerdings nicht zu nah an elektrischen Feldern wie Steckdosen, Mikrowellen oder Kühlschränken.

- Wenn Sie während der Salzsolekur außerdem mit gutem Salz würzen und Kochsalz weitestgehend meiden, werden Sie in diesen drei Monaten nicht nur überflüssige Pfunde verlieren, sondern auch jede Menge Altlasten, was sich durch eine spürbare Zunahme Ihres Wohlbefindens äußern wird.

• Die Preise für Steinsalze können erheblich variieren, was zum Teil auf die Art der Abtragung zurückzuführen ist. Mit Hilfe von Sprengung gewonnenes Salz ist natürlich bedeutend günstiger als von Hand abgetragenes Salz. Dadurch wird allerdings die sensible Struktur der Salzmoleküle beschädigen, weshalb Sie auf eine Abtragung von Hand achten sollten. Sie müssen hierzu nicht unbedingt das teuerste Kristallsalz aus dem Himalaya verwenden. Ein natürlichen Steinsalz, wie es z. B. in Bad Reichenhall abgebaut wird, reicht vollkommen aus. Das ist immer noch 100-mal besser als herkömmliches Kochsalz. Auch nicht raffiniertes und ungebleichtes Meersalz ist eine kostengünstige, wenn auch nicht ganz so effektive Alternative.

4. Kräutertees

Kräutertees sind wegen ihres hohen Gehalts an Mineralien und Spurenelementen ebenfalls in der Lage die Schlackenverbindungen aufzubrechen. Ein guter Entschlackungstee besteht normalerweise aus Kräutern wie Brennnessel, Liebstöckel, Goldrute, Birkenblätter, Ingwer usw. Aromen oder andere Zusatzstoffe haben hier nichts zu suchen. Entweder lassen Sie sich Ihren Kräutertee in der Apotheke frisch zusammenmischen oder greifen auf fertige Entschlackungstees aus dem Handel zurück. Ein Biosiegel wäre wünschenswert, damit garantiert keine Fremdstoffe enthalten sind. Außerdem gilt es zu beachten, dass solche Tees die Schlacken zwar auflösen, jedoch nicht aus dem Körper spülen. Zu jeder Tasse Tee sollte daher die doppelte Menge Wasser getrunken werden.

Bitte beachten:

Sobald wir Maßnahmen ergreifen, um alteingelagerte Schlackenverbindungen aufzubrechen, ist es empfehlenswert gleichzeitig die Zufuhr von Mineralstoffen zu erhöhen. Wenn Schlacken gelöst werden, wird ihre schädliche Wirkung auf den Körper reaktiviert. Mithilfe von Mineralien, zugeführt über die Ernährung mit einem hohen Rohkostanteil, Superlebensmitteln (dazu später mehr) oder über entsprechende Mineralstoffpräparate, werden die Giftstoffe wieder unschädlich gemacht. Werden die Schlacken nur gelöst, aber keine Mineralien zugeführt, werden diese aus dem körpereigenen Mineralstoffhaushalt entnommen. Da Mineralien vor allem im Haarboden, in der Haut, in den Zähnen und in den Knochen stecken, werden dadurch Haarausfall, Bindegewebsschwäche, Zahnerkrankungen und Osteoporose provoziert. Achten Sie also auf Ihre tägliche Portion Frischkost und essen Sie möglichst vitalstoffreich.

Zwischenfazit

Durch die tägliche Verwendung von naturbelassener Salzsole, die federnden Bewegungen auf dem Trampolin, das Trinken von speziellen Kräutertees und durch Massagen werden die Schlackenverbindungen nach und nach aufgebrochen. Jetzt müssen sie nur noch aus unserem Körper herausgebracht werden. Was wir dafür tun können, schauen wir uns im Folgenden an.

II. Schlacken ausspülen

Indem wir ein oder zwei der oben aufgeführten Maßnahmen zur „Schlacken-Aufbrechung" durchführen, ist ein erster Schritt getan. Nun müssen wir die aufgebrochenen Verbindungen nur noch ausscheiden und schon werden die überflüssigen Pfunde dahinschmelzen. Auch hier stehen uns diverse Möglichkeiten zur Verfügung, die immer noch nichts mit einer Änderung unserer Ernährungsgewohnheiten zu tun haben. Wie immer gilt, experimentieren Sie nach Lust und Laune und vertrauen Sie dabei auf Ihre innere Stimme.

1. Reines, energetisiertes Wasser trinken

Um unseren Flüssigkeitsbedarf zu decken, benötigen wir etwa 2 Liter reines Wasser pro Tag. Unser Trinkwasser hat dabei in erster Linie eine Reinigungswirkung. Umweltgifte und Stoffe, die bei der Verdauung anfallen und für die unser Organismus keine Verwendung findet, werden durch unser Trinkwasser über unsere Ausscheidungsorgane wie Niere, Lunge, Darm und Haut wieder ausgeschieden. Sollten sie zumindest ...

Leider ist es so, dass die meisten Menschen insgesamt zu wenig trinken, und daher zu wenig Wasser zum Ausspülen zur Verfügung steht. Hinzu kommt noch, was viele nicht wissen, dass neben der eigentlichen Trinkmenge vor allem auch die Qualität des Wassers entscheidend ist. Nur, wenn unser Trinkwasser rein und lebendig ist, kann es seine Kraft voll entfalten und uns von eingelagerten Schlacken befreien.

Im Idealfall haben Sie Zugang zu einer artesischen Quelle, bei der das Wasser aus eigener Kraft aus der Erde kommt und nicht hunderte von Metern hochgepumpt und entsprechend nachbehandelt werden muss. Solches Wasser hatte viele Jahre, oft Jahrhunderte, lang Zeit sich zu reinigen, wertvolle Mineralien aus der Erde aufzunehmen und sie durch die unterirdischen Wirbelungsprozesse in eine Form zu bringen, die sie für den menschlichen Körper verwertbar machen. Gleichzeitig verfügt Wasser aus artesischen Quellen über eine unglaubliche Reinigungskraft, die uns beim Abnehmen wesentlich unterstützen kann.

Leitungswasser und gekauftes Mineralwasser können hier leider nicht mithalten. Aufgrund von Umweltgiften, Agrarrückständen oder Ablösungen von Leitungsrohren sind solche Wässer nicht nur mit Schadstoffen belastet, sondern durch den Transport mit Druckpumpen oder die Aufbereitung mit Ozon oder UV-Licht leider auch ihrer energetischen Struktur beraubt. Solches Wasser ist sozusagen „leblos" und hat eine verhältnismäßige geringe Kraft Abfall- und Schlackenstoffe aus unserem Körper aufzunehmen und nach draußen zu befördern. Erschwerend kommt hinzu, dass die Mineralien in Wasser, das seiner energetischen Struktur beraubt wurde, für den menschlichen Körper nicht mehr verwertbar sind. Das führt dazu, dass wir mit jedem Schluck von „totem" Wasser auch eine gehörige Portion Stoffe aufnehmen, die sich im schlimmsten Fall in unserem Körper ablagern und die Verschlackung weiter vorantreiben.

Es macht wirklich einen riesigen Unterschied, ob wir lebloses und damit kraftloses oder lebendiges und kraftvolles Wasser zu uns nehmen.

Anregung 8: Wassertrinkkur

Um sich selbst eine Meinung darüber zu bilden, welche positiven Effekte reines und lebendiges Trinkwasser auf Ihr Wohlbefinden und Ihr Gewicht hat, sollten Sie für drei Monate auf reines, lebendiges Wasser umsteigen. Dieses Wasser zeichnet sich dadurch aus, dass es durch den natürlichen Reinigungsprozess so gut wie keine Schadstoffe enthält, die in ihm gelösten Mineralien bioverfügbar sind und es eine unglaubliche Kraft hat unseren Körper zu reinigen und damit von Schlacken zu befreien.

Falls Sie nicht gerade am Fuß der bayerischen Alpen in Stephanskirchen oder im Gebiet des Kapfwaldberges mitten im Naturpark Schwarzwald oder auch im Saarland in der Nähe von Kirkel und damit in unmittelbarer Nähe zu einer der drei in Deutschland noch vorhandenen artesischen Quellen wohnen, und damit die Möglichkeit haben sich Ihr artesisches Wasser frisch von der Quelle abzufüllen, können Sie diese Wässer auch in Flaschen abgefüllt im Bioladen oder Reformhaus zu kaufen.

Das **St. Leonhard Quellwasser** aus den bayerischen Alpen bekommen Sie ebenso wie das **Hornberger Lebensquellwasser** aus dem Schwarzwald abgefüllt in Glasflaschen in Bioläden und Naturkostgeschäften. Das artesische Quellwasser aus dem Saarland wird im Handel leider nur in Plastikflaschen angeboten und ist damit nicht für unseren Selbstversuch geeignet. Denn Weichmacher aus dem Plastik können ins Trinkwasser übergehen und als Fremdstoffe unseren Organismus belasten.

Ebenfalls zu empfehlen sind die Marken **Plose** und **Lauretana,** die Sie ebenfalls in Bioläden und Naturkostgeschäften finden.

Idealerweise verwenden Sie für die Testzeit stilles und nicht mit Kohlensäure aufbereitetes Wasser. Denn wie der Name bereits verrät, handelt es sich bei Kohlensäure um eine Säure, die den Körper übersäuert und dadurch zur Bildung von weiteren Schlacken führt. Bevorzugen Sie daher lieber stille Wassersorten, die nicht mit Kohlensäure angereichert sind.

Eine praktische und langfristig kostengünstige Möglichkeit sich reines Wasser zu besorgen ist die Anschaffung einer **Umkehrosmoseanlage**. Solche Anlagen haben derart feine Filter, die bis auf die kleinen Wassermoleküle alle anderen Stoffe herausfiltern. Zurück bleibt dann nahezu 100% reines Wasser. Andere Wasseraufbereitungs- und Filtersysteme können da, bis auf den Dampfdestillierer, der jedoch Strom verbraucht und den ich als unpraktischer empfinde, nicht mithalten. Die Umkehrosmoseanlage wird einfach am Wasserhahn befestigt und schon erhält man reines Wasser mit einer großen Reinigungskraft direkt aus der eigenen Leitung.

Anbieter solcher Geräte gibt es in Hülle und Fülle und sowohl Preise als auch Qualität variieren stark. Empfehlungen, wo Sie gute, aber dennoch preiswerte Anlagen erwerben können, sowie weitergehende Information zum Thema Trinkwasser, das hier nur kurz angeschnitten wurde, finden Sie auf unserer Internetseite www.inspiriert-sein.de.

Da jedes Wasser, das durch Leitungen oder mithilfe von Druckpumpen transportiert wurde, seine ehemalige molekulare Struktur verliert, kann es von den menschlichen Zellen nicht mehr optimal aufgenommen werden und hat nicht mehr die gleiche Reinigungskraft, wie natürlich fließendes Bach- und Quellwasser.

Maßnahmen zur Vitalisierung können aus dem sozusagen „toten" Wasser wieder „lebendiges" Wasser machen, indem sie ihm seine ehemalige Struktur zurückgeben. Dazu geeignet sind Wirbelungssysteme wie das Devajal, der Bio-Wasserwirbler oder andere Gerätschaften.

Wenn Sie anschließend Ihr Trinkwasser für ein paar Stunden in die Sonne stellen, ein paar Rosenquarze oder einen Magnetit hineinlegen können Sie die Wirkkraft weiter positiv verstärken. Auch positive Gedanken oder ein Gebet können die Kräfte des Wassers verbessern.

Noch ein paar Tipps für den Selbstversuch:

- Versuchen Sie während der Testphase von drei Monaten täglich 1,5 bis 3 Liter reines Wasser zu trinken. Die genaue Menge hängt dabei von den persönlichen Lebensumständen ab. Wer viel schwitzt, körperlich aktiv ist oder Fieber hat, braucht entsprechend mehr Wasser. Um herauszufinden, ob Sie genug trinken, können Sie auch einmal Ihren Urin beobachten. Seine Farbe sollte leicht gelblich bis durchsichtig sein und sein Geruch sanft. Die Urinmenge sollte in etwa der Trinkmenge entsprechen. Bei dunkelgelbem Urin, einem penetranten Geruch und wenn Sie seltener als 3-mal täglich urinieren müssen, fällt die Trinkmenge vermutlich zu gering aus. Bei Nierenproblemen, Bluthochdruck und Herzkrankheiten sollten Sie die Trinkmenge lieber mit einem Arzt absprechen, weil ein Zuviel hier schädlich werden kann.

- Wenn Sie zu den Menschen gehören, die das Wassertrinken gewöhnlich gern vergessen, sollten Sie dort, wo Sie sich tagsüber aufhalten, immer eine Flasche Wasser griffbereit haben. Platzieren Sie diese Flasche so, dass sie in Ihrem Sichtfeld ist. So werden Sie immer wieder daran erinnert, einen großen Schluck davon zu nehmen. Sie können sich auch einmal pro Stunde durch einen Alarmruf Ihres Handys oder Ihrer Uhr eine Gedächtnisstütze geben lassen.

- Sollte Ihnen der Geschmack von purem Wasser zu langweilig erscheinen, können Sie es auch mit Fruchtsäften mischen. Bitte achten Sie dabei auf die Qualität der Säfte. Den meisten Säften werden Zucker oder andere Süßstoffe beigefügt, so dass es sich bei vielen Säften um wahre Kalorienbomben ohne Nährwert handelt. Nektar ist dabei das Schlechteste was Sie bekommen können, frisch gepresste Säfte das Hochwertigste. Bevorzugen Sie 100%-ige Direktsäfte ohne Zuckerzusatz oder noch besser: Pressen Sie Ihre Säfte selbst. Verdünnen Sie den Saft mit Wasser in einem Verhältnis von mindestens 1 zu 3, das heißt, auf ein Teil Saft folgen drei Teile Wasser.

- Um dem Trinken von Wasser einen edlen Touch zu verleihen, geben Sie Ihr Wasser in ein feines Kristallglas, geschmückt mit einer Scheibe Zitrone oder Limone. So macht Wassertrinken gleich viel mehr Freude.

- Meiden Sie Wasser aus Plastikflaschen. Darin können sich gefährliche Weichmacher befinden, die wiederum die Schlackeneinlagerung begünstigen und Ihre Gesundheit schädigen können. Bevorzugen Sie Wasser aus Glasflaschen.

Durch das Trinken von reinem Wasser haben Fettpölsterchen keine Chance, sie werden schonungslos herausgespült. Damit tun Sie nicht nur Ihrer Gesundheit etwas Gutes und spülen überflüssige Pfunde einfach weg, sondern reinigen gleichzeitig auch Ihre Sinne und Ihren Appetit.

Nach der dreimonatigen Testphase können Sie Bilanz ziehen, wie gut Ihnen die Kur getan hat und ob Sie damit weitermachen möchten. Denn es spricht nichts dagegen, sondern vieles dafür, gutes Salz und reines Wasser zum ständigen Begleiter zu machen.

Zwei Anmerkungen für Ihren Motivationsschub:

- Unglaublich aber wahr: Wasser ist DAS Mittel zur Gewichtsabnahme schlechthin. Wasser enthält keine Kalorien, zu seiner Verstoffwechselung wird aber Energie benötigt. Das Trinken und Verdauen von einem halben Liter Wasser verbraucht etwa 25 Kalorien. Das macht bei 2 Litern am Tag circa 100 Kalorien. Im Jahr sind das rund 36.500 Kalorien oder umgerechnet etwa 4 bis 5 kg Körpergewicht, die wir einfach wegtrinken können!

- Außerdem kann Wasser den Alterungsprozess der Haut entscheidend verlangsamen. Als Jungbrunnen ist es in Wirkung und Preis allen Cremes und sonstigen kosmetischen Maßnahmen gegenüber unschlagbar. Denn Falten entstehen, wenn der Körper das Zellwasser zur Neutralisation von Giftstoffen benötigt und so die Flüssigkeit aus der Haut bezieht. Wer genügend trinkt und nur wenig Schlacken hat, bleibt länger frisch und knackig.

Bitte beachten:

Falls Sie während dieser drei Monate vermehrten Harndrang verspüren, öfter unter Kopfschmerzen leiden oder sich verstärkt gereizt, müde oder sonst wie seltsam fühlen, sind das Anzeichen dafür, dass Ihr Körper gerade dabei ist, sich von alt eingelagerten Abfallstoffen zu befreien. Sie dürfen solche Symptome daher freudig begrüßen. Vor allem dann, wenn Sie das Trinken reinen Wassers mit der Einnahme hochwertiger Salzsole oder dem Trinken von Kräutertees verbinden, kann es in der ersten Zeit zu solchen Erscheinungen kommen.

Akute Entschlackungsbeschwerden können Sie lindern, indem Sie mehr Wasser trinken, ein Basenbad machen (dazu gleich mehr) oder die Mineralstoffzufuhr erhöhen. Sollten die Symptome dadurch nicht abklingen, sich im Laufe der Zeit sogar verschlimmern oder sie in Ihrem Alltag beeinträchtigen, zögern Sie nicht die Kur abzubrechen und einen Arzt oder Heilpraktiker aufzusuchen.

2. Apropos Wasser: Ionisiertes Wasser hilft beim Abnehmen

Ionisiertes Wasser zeichnet sich durch seinen hohen Gehalt an negativ geladenen Sauerstoffionen aus. Indem Sie Wasser für 15 bis 20 Minuten leicht köcheln lassen, verändert sich die Zusammensetzung seiner Moleküle und es lädt sich negativ auf. Da die meisten in unserem Körper eingelagerten Giftstoffe positiv geladen sind, ist ionisiertes Wasser in der Lage, diese Toxine an sich zu binden, zu neutralisieren und dann über die Nieren auszuscheiden.

Anregung 9: Trinken Sie ionisiertes Wasser

Je übergewichtiger Sie sind, desto größere Erfolge können Sie durch das Trinken von ionisiertem Wasser erzielen. Kochen Sie dazu einen Liter Wasser für 15 bis 20 Minuten auf und füllen Sie es anschließend in eine Thermoskanne, damit es heiß und ionisiert bleibt. Trinken Sie zu jeder halben oder vollen Stunde ein bis zwei Schlucke von diesem Wasser, so warm wie möglich, und staunen Sie, was passiert.

Beachten Sie dabei bitte, dass derart zubereitetes Wasser keinen Ersatz für normales Trinkwasser darstellt. Anders als herkömmliches Wasser versorgt ionisiertes Wasser unsere Zellen nicht mit Flüssigkeit, sondern wirkt ausschließlich reinigend auf unser Gewebe. Trinken Sie daher zusätzlich ausreichend reines Wasser, das nicht vorab ionisiert wurde.

Ich trinke ionisiertes Wasser immer mal wieder phasenweise für ein bis zwei Wochen, wenn ich den Eindruck habe, ein bis zwei Kilogramm zu viel auf den Rippen zu haben. Es spricht aber auch nichts dagegen ionisiertes Wasser längere Zeit am Stück zu trinken, sofern Sie täglich 1,5 bis 2 Liter reines, nicht ionisiertes Wasser zusätzlich trinken.

3. Schwitzen

Um das Ausscheiden von Schlacken zu fördern, können wir uns auch die Ausscheidungsfähigkeit unserer Haut zunutze machen. Beim Schwitzen werden über die Hautporen ebenfalls Giftstoffe nach draußen befördert. Körperliche Betätigung, die uns ins Schwitzen bringt, ist daher sehr zu empfehlen. Das müssen keine zeitraubenden Ausdauereinheiten sein. Auch Haus- und Gartenarbeiten können schweißtreibend sein und dabei die Gewichtsabnahme unterstützen. Machen Sie es sich zur Gewohnheit alle zwei Tage, oder besser noch einmal täglich, sich so richtig schön ins Schwitzen zu bringen. Natürlich können Sie sich auch ganz bequem in eine Sauna setzen. Bitte beachten Sie, dass beim Schwitzen immer auch Mineralien ausgeschieden werden. Erhöhen Sie daher an besonders schweißtreibenden Tagen Ihren Rohkostanteil.

4. Entschlackungsbäder und basische Wickel

Basische Bäder und basische Körperpflege unterstützen ebenfalls die Ausscheidung von Giftstoffen. Trifft unser saures Schlackengewebe auf einen stark basischen pH-Wert erfolgt über die Poren unserer Haut eine Angleichung und es kommt zu einer verstärkten Schlackenausleitung. Dadurch verliert das zur Verdünnung zurückgehaltene Wasser seinen Sinn und kann über die Nieren ausgeschieden werden. Bei regelmäßiger Anwendung scheidet der Körper seine überflüssigen Wasseransammlungen einfach mit dem Urin aus.

Geben Sie für ein Vollbad 3 - 5 Esslöffel eines basischen Badesalzes wie zum Beispiel **„Meine Base" von P. Jentschura** oder ein günstiges Basenpulver wie Kaiser Natron, das Sie in jeder Apotheke, jedem Drogeriemarkt oder großem Supermarkt kaufen können, in eine mit warmem Wasser aufgefüllte Badewanne und baden Sie mindestens 30 Minuten, besser noch 1 Stunde oder länger darin. Auf die Zugabe von Badeschaum oder sonstigen Zusätzen sollten Sie verzichten.

Weil basische Bäder anders als Schaumbäder die Eigenfettung der Haut fördern, wird die Haut selbst bei langer Badedauer nicht schrumpelig. Danach fühlt sich die Haut sogar ohne Creme samtig und weich an, fast wie die eines Säuglings oder Kleinkindes. Trocknen Sie sich nach dem Bad einfach mit einem Handtuch ab und ziehen Sie sich an. Ein Eincremen ist wirklich nicht nötig. Wollen Sie darauf jedoch nicht verzichten, verwenden Sie zumindest keine herkömmlichen Cremes, die in der Regel einen sauren pH-Wert unter 7 aufweisen. Benutzen Sie stattdessen zum Eincremen kaltgepresste Öle wie Lavendel-, Sesam-, Oliven- oder Kokosöl.

Damit Basenbäder einen spürbaren Effekt liefern, sollten sie phasenweise 2-3 mal pro Woche durchgeführt werden. Es muss übrigens nicht immer ein Vollbad sein, auch Fußbäder, die man wunderbar vor dem Fernseher machen kann, sind in ihrer Wirkung nicht zu unterschätzen.

Finden Sie für solche Anwendungen keine Zeit, können Sie auch basische Baumwollwickel äußerlich anwenden. Tauchen Sie dazu Baumwollwickel oder lange Baumwollunterwäsche in eine Schüssel mit Wasser, dem Sie vorher zwei Esslöffel Basenpulver zugeführt haben. Nachdem sich die Baumwolle vollgesaugt hat, wringen Sie diese gut aus und wickeln sie um Ihren Körper oder ziehen sie an. Das kann gerade in der warmen Jahreszeit für eine willkommene Abkühlung sorgen. Manche Experten empfehlen, diese Wickel über Nacht anzubehalten. Damit Sie nicht frieren, ziehen Sie über den nassen Stoff noch eine Schicht trockene Kleidung, z. B. einen Jogging-anzug.

Diese Methode habe ich selbst eine Zeit lang ausprobiert, konnte mich allerdings nicht richtig damit anfreunden mit einem Gefühl der Nässe ins Bett zu gehen, obwohl man am nächsten Morgen vollkommen trocken aufwacht und sich die Haut wunderbar anfühlt. Am besten testen Sie selbst, ob Ihnen diese Vorgehensweise angenehm ist.

III. Drei Extra-Tipps zur Entschlackung und für die Gewichtsabnahme

Auch, wenn es auf den ersten Blick seltsam scheinen mag, indem Sie die drei wichtigsten Ausscheidungsorgane sauber halten, tun Sie nicht nur etwas für

Ihre Gesundheit, sondern ebnen den Weg für Ihre Wohlfühlfigur. Wenn Darm, Leber oder Nieren verschlackt sind, können sie ihren Aufgaben nur noch eingeschränkt nachkommen. Das beeinträchtigt den Stoffwechsel, begünstigt die Entstehung von verschiedensten Erkrankungen und ist nicht selten der verborgene Auslöser für den erfolglosen Kampf mit Übergewicht.

1. Der Darm und sein Einfluss auf unser Körpergewicht

Ist unser Darm frei von Ablagerungen, kann die Verdauung ungestört ablaufen. Aufgenommene Nahrung wird gut verdaut und die so zugeführten Kalorien werden schnell verbrannt. Unser Stoffwechsel arbeitet also optimal und als Folge dessen fühlen wir uns energiegeladen und kraftvoll. Ganz anders dagegen, wenn unser Dickdarm zu einer Sammelgrube von unverdauten Nahrungsresten wird. Ungesunde Ernährungsgewohnheiten wie zu viele denaturierte Fette, zu viel tierisches Eiweiß, Zucker, Alkohol, Fast Food, ungünstige Lebensmittelkombinationen, zu häufiges Essen und zu große Portionen, aber auch zu wenig Bewegung, Rauchen und die Einnahme von Medikamenten führen im Laufe der Zeit zu immer mehr Ablagerungen an Darmwänden und -zotten. Daraus ergeben sich erschwerte Bedingungen bei der Verdauung, der Stoffwechsel verlangsamt sich und die Fetteinlagerung wird begünstigt.

Insbesondere dicke Bäuche bestehen oft nicht nur aus Fett, sondern vor allem aus den Überresten aufgenommener Nahrung in den Eingeweiden. Durch eine Darmsanierung (= gründliche Reinigung des Darmes) werden diese Schlacken nach und nach gelöst und ausgespült. So verschwindet der Blähbauch und mit ihm bis zu mehrere Kilogramm an Ablagerungen.

Ist der Darm gereinigt, kann die Verdauung wieder optimal funktionieren, der Stoffwechsel normalisiert sich, wodurch das Abnehmen weiter unterstützt wird. Zusätzlich befreit eine Darmsanierung auch vom Befall von Pilzen (Candida), und dadurch von starken Gelüsten nach Süßem und Weißmehlprodukten, den Hauptnahrungsquellen von Pilzen. Überhaupt verändert sich das Essverhalten nach einer gründlichen Darmreinigung oft wie von selbst in eine gesündere Richtung.

Vor allem diejenigen unter uns, die häufig unter Verstopfung oder einem aufgedunsenen Bauch leiden, ständig ein Verlangen nach Süßigkeiten, Alkohol, Kuchen, Gebäck, Weißmehlprodukten (Brot, Nudeln) haben, können von einer Darmsanierung enorm profitieren. Diese Reinigungsmethode kann man entweder ganz bequem zu Hause mithilfe eines Einlaufgeräts ausführen oder bei einem sogenannten Colon-Hydro-Therapeuten durchführen lassen.

Während der Patient bei der Colon-Hydro-Therapie entspannt auf dem Rücken liegt, wird ihm über ein rektal eingeführtes kleines Plastikröhrchen Wasser ein- und wieder abgeführt. Ein geschlossenes Abflusssystem sorgt für absolute Geruchsfreiheit. Pro Sitzung werden bis zu 100 Liter Wasser durch den Dickdarm gespült. Dabei variieren Wassertemperatur, Druck und Volumen, was in Verbindung mit einer sanften Bauchmassage dazu führt, dass sich selbst hartnäckigste Verkrustungen lösen. Die meisten Patienten empfinden eine Colon-Hydro-Anwendung als durchaus angenehm und fühlen sich anschließend befreit und erleichtert.

Eine Sitzung dauert zwischen 40 bis 60 Minuten und kostet je nach Anbieter um die 40 bis 80 Euro. Erfahrungsgemäß sind zwischen 5-12 Sitzungen nötig, bis der Dickdarm völlig frei von Altlasten ist. Da die durch eine Colon-Hydro-Therapie erzielte Reinigung durch keine andere Anwendung zu überbieten ist, kann ich sie nur jedem wärmstens ans Herz legen. In manchen Fällen übernimmt die Krankenkasse einen Teil der Kosten.

Wer sich jedoch vor solch einer Anwendung scheut oder nicht die Möglichkeiten dazu hat, kann seinen Darm mithilfe eines Klistiergeräts, das man in Apotheken für 10-15 Euro kaufen kann, ganz bequem und kostengünstig zu Hause reinigen. Halten Sie sich dabei an die mitgelieferte Anleitung.

Um den Darm effektiv zu reinigen, können Sie über mehrere Wochen lang täglich oder zumindest jeden zweiten Tag einen Einlauf machen. Anschließend sollten Sie ein bis zwei Einläufe pro Woche durchführen.

Wer weder mit Einläufen noch mit einer Colon-Hydro-Anwendung etwas anfangen kann, kann seinen Darm auch durch die Einnahme von Kräutern reinigen.

2. Die Leber und Ihr Einfluss auf unser Körpergewicht

Die Leber ist mit bis zu zwei Kilogramm Eigengewicht nicht nur die schwerste Drüse im Körper, sondern ein hochkomplexes Organ mit unzähligen Aufgaben. Die Leber wird gerne als Entgiftungsorgan Nummer eins bezeichnet, weil sie die Hauptverantwortliche für die Neutralisierung von Abfall- und Giftstoffen ist. Außerdem produziert sie Hormone, Aminosäuren, Gallenflüssigkeit und das für den Zellaufbau notwendige Cholesterin. Sie ist verantwortlich für die Verstoffwechslung von allen Nährstoffen.

Auch für die Fettverdauung ist die Leber wichtig. Hier entscheidet sich, ob das über die Nahrung zugeführte Fett als Energie verbrannt oder in Form von überflüssigen Pfunden eingelagert wird. Nur, wenn die in der Leber produzierte Gallenflüssigkeit frei fließen kann, verläuft der Fettstoffwechsel optimal. Kommt es dagegen durch einen ungesunden Lebenswandel zu Ablagerungen, sogenannten Gallensteinen in Gallenblase oder Leber, wird die Fetteinlagerung begünstigt und die Gewichtsabnahme erschwert.

Die sogenannten intrahepatischen Steine können durch verschiedene Maßnahmen gelöst und ausgeschieden werden. Bei der Variante nach Andreas Moritz oder Dr. Hulda Clark werden die Steine aufgeweicht, indem man über mehrere Tage hinweg eine bestimmte Menge Apfelsaft bzw. Apfelessig zu sich nimmt. Anschließend werden die Gallengänge durch Bittersalz geweitet und die aufgeweichten Gallensteine in Leber und Galle können durch die Einnahme einer Öl-Zitrusfrucht-Mischung beschwerdefrei ausgespült werden. In der Regel sind zwischen 6 bis 15 Reinigungen dieser Art nötig, um Leber, Gallenblase und Gallengänge vollständig zu reinigen.

Auch, wenn Kritiker behaupten, dass es sich bei den dabei ausgeschiedenen Substanzen nicht um Gallensteine handelt, sondern um eine Verklumpung der Öl-Zitrusfrucht-Mischung, schwören Tausende Anwender auf dieses

Verfahren zur Leber- und Gallenreinigung und berichten von erstaunlichen Resultaten. Dazu zählt zum Beispiel die Linderung von Magen-Darm-Erkrankungen und Hautproblemen, der Gewinn von mehr Energie, Lebensfreude und Wohlbefinden – und natürlich auch die Regulation des Gewichts.

Falls Sie nun neugierig auf die Leber-Gallen-Reinigung geworden sind, besorgen Sie sich am besten entsprechende Literatur, wie zum Beispiel das Buch „Die wundersame Leber- und Gallenblasenreinigung" von Andreas Moritz oder besuchen Sie eins unserer Seminare auf La Palma, in dem Sie zusammen mit Gleichgesinnten und unter professioneller Anleitung das Verfahren zur Leberreinigung erlernen und durchführen werden.

3. Die Nieren und ihr Einfluss auf unser Körpergewicht

Bei den Nieren handelt es sich um hochempfindliche Filterungssysteme, die infolge von Stress, einer schlechten Verdauung und allgemein durch eine ungesunde Lebensweise sehr leicht verstopfen. Im Laufe der Zeit entstehen so winzig kleine Nierenkristalle und später größere Nierensteine, die den Abfluss von Harn blockieren. So können die im Urin befindlichen Giftstoffe nicht ordnungsgemäß ausgeschieden werden, wodurch blockierende Ablagerungen entstehen. Da Toxine eine stark ätzende Wirkung auf das Körpergewebe haben, werden sie mit Wasser gebunden und neutralisiert. Sind die Nieren oder die Blase durch Grieß oder Steine blockiert, kommt es an verschiedenen Stellen im Körper zu Wasseransammlungen und das Gewicht steigt.

Um die Nieren zu reinigen, sollten Sie über einen Zeitraum von mindestens drei Wochen einen Tee, angefertigt aus speziellen Kräutern, zu sich nehmen. Folgende Kräuter sind zur Nierenreinigung geeignet: Majoran, Brennnesselwurzel, Katzenkralle, Eibischwurzel, Goldrutenkraut, Wasserhanfwurzel oder Bärentraubenblätter. In Apotheken oder Drogerien erhalten Sie fertige Mischungen.

Trinken Sie davon täglich die angegebene Menge in kleinen Portionen über den Tag verteilt. Dadurch werden überflüssige Wasseransammlungen aus dem Gewebe einfach über den Urin ausgespült.

Jetzt geht's den Fettdepots an den Kragen:

Entschlackung als Wunderwaffe gegen Übergewicht –

Das Wichtigste im Überblick:

Überflüssige Pfunde bestehen zum größten Teil aus Abfallstoffen, die bei der Verstoffwechslung anfallen. Sie werden insbesondere im Unterhautfettgewebe eingelagert. Um die Stoffe zu verdünnen, kommt es zu Wasseransamlungen, die oftmals einen Großteil unseres Übergewichtes ausmachen. Sanfte und angenehme Methoden helfen, die Schlackenverbindungen aufzubrechen und wieder aus unserem Körper hinaus zu befördern. So kann sich auch das überflüssige Wasser verabschieden und unser Gewicht normalisieren.

I. Schlacken aufbrechen
Eingelagerte Abfall- und Giftstoffe können Sie effektiv und ohne große Umstellung aufbrechen durch Massagen, schwingende Bewegungen auf dem Trampolin, eine Salzsoletrinkkur mit hochwertigem Steinsalz und durch das tägliche Trinken von Kräutertees.

II. Schlacken ausscheiden
Die nun wieder im Blutkreislauf aktiven Stoffe können Sie einfach und bequem ausscheiden, indem Sie vermehrt reines Wasser trinken, täglich ins Schwitzen kommen oder regelmäßig ein Entschlackungsbad nehmen.

III. Drei Extra-Tipps für Entschlackung und Gewichtsabnahme
Darm, Leber und Nieren übernehmen wichtige Aufgaben im Stoffwechselgeschehen. Halten Sie diese Organe sauber bzw. reinigen Sie sie von Altlasten. So steigern Sie Ihre Lebensenergie und bringen Überge-

wicht zum Verschwinden.

Indem Sie aus jedem Unterpunkt ein oder zwei Aspekte in Ihr tägliches Leben integrieren, lösen Sie Ihre Schlackendepots nach und nach auf und Ihr Stoffwechsel kommt wieder in die Gänge. Gesundheit, Wohlbefinden und Gewicht werden es Ihnen danken.

Ein Hinweis für alle Interessierten:

Wenn Sie mit den oben genannten Tipps zur Entschlackung gute Ergebnisse erzielen konnten, können Sie die Erfolge durch das von meinem Partner (Heilpraktiker) und mir entwickelte 28-Tages-Programm zur Entschlackung und Entgiftung noch vertiefen. Anwender berichten über deutliche Gewichtsverluste in nur 4 Wochen. So konnte zum Beispiel Emil Gerber aus Biel seinen bisher äußerst hartnäckigen Bauchumfang während des Programms um ganze 5 Zentimeter verringern und sich über einen Gewichtsverlust von 5,6 kg (davon fast 2 kg Körperfett!) freuen. Mehr Informationen dazu finden Sie auf unserer Internetseite www.inspiriert-sein.de.

Kapitel 4: Sich satt essen und dabei abnehmen – Drei Diäten, die keine sind

Wie Sie ja bereits wissen, bin ich kein Verfechter von herkömmlichen Diäten. Wer eine begrenzte Zeit seine Ernährung nach äußeren Regeln und Vorschriften umstellt, Kalorien zählen oder Portionen abwiegen muss, der hält entweder nicht lange durch oder ist froh, wenn die Tage des Diäthaltens vorbei sind und er endlich wieder wie gewohnt essen kann. Der Jojo-Effekt lässt grüßen und vernichtet die so mühsam erreichten Ziele in einem Bruchteil der aufgewendeten Zeit. Hinzu kommt, dass die meisten Diätempfehlungen alles andere als gesund sind, und das, obwohl das griechische Wort „Diät" so viel heißt wie „gesunde Lebensweise". Blitzdiäten, radikale Hungerkuren, Low-Fat- oder Low-Carb-Methoden sind, wie die meisten Modediäten, viel zu einseitig und sollten uns nicht als Richtungsweiser für eine gesunde und langfristige Gewichtsabnahme dienen.

Unter der Vielzahl an Schlankheitskuren gibt es allerdings ein paar Ernährungsempfehlungen, die ich für durchaus sinnvoll halte, weil sie die physiologischen Gegebenheiten unseres Körpers berücksichtigen und daher eine Gewichtsabnahme entscheidend unterstützen können. Zudem halten die hier vorgestellten Diätempfehlungen dem Anspruch an eine gesunde Ernährungsweise Stand und lassen sich ideal an die eigenen Bedürfnisse anpassen. Dazu kommen sie ohne Mengenbeschränkungen und Kalorienzählen aus. Genau das Richtige also für alle, die genuss- und freudvoll ihrem Ziel entgegengehen möchten.

Wenn Sie die gleich vorgestellten Ernährungsformen für eine Weile ausprobieren, werden Sie herausfinden, ob dies für Sie sinnvoll ist oder nicht. Sie können dann immer mal wieder Phasen einlegen, in denen Sie sich entsprechend ernähren oder aber, die betreffende Ernährungsform schrittweise immer mehr in Ihren Alltag integrieren. Schließlich handelt es sich bei den gleich dargestellten Maßnahmen um Ernährungsweisen, die selbst bei langfristiger Anwendung gesund sind. Alle Richtlinien basieren auf der Physiologie unseres Körpers und verbessern sämtliche Organfunktionen, statt auf irgendeine Weise schädlich zu sein. Die Normalisierung des Körpergewichts ist dabei ein positiver Nebeneffekt, der sich auf Dauer von selbst einstellt!

I. Glyx-Diät – Der Blutzucker macht's

Wissenschaftliche Untersuchungen haben ergeben, dass der Verzehr von Lebensmitteln, die den Blutzucker stark ansteigen lassen, die Entstehung von Übergewicht begünstigt. Je höher der Blutzucker steigt, desto mehr Insulin ist erforderlich um gefährliche Blutzuckerspitzen zu vermeiden. Dieses von der Bauchspeicheldrüse gebildete Hormon öffnet die Türen der Zellen, damit die überschüssige Glukose (Zucker) aus dem Blut ins Zellinnere transportiert werden kann. Dieser Vorgang ist wichtig für die Stabilisierung des Blutzuckers, führt aber bei einem hohen Zucker- und Kohlenhydratkonsum logischerweise zu einer massiven Gewichtszunahme.

Vor allem raffinierte Kohlenhydrate, wie sie in Nudeln, Brot, Teigwaren aus Auszugsmehl (Weißmehl aus Weizen, helles Mehl aus Dinkel usw.) und zuckerhaltigen Produkten vorkommen, lassen den Blutzucker schnell in die Höhe schießen und sorgen für eine hohe Insulinproduktion. Gleichzeitig führen minderwertige und stark erhitzte Fette, wie sie zum Beispiel beim Braten und Frittieren entstehen, dazu, dass in unseren Zellmembranen immer mehr gesunde Fettsäuren durch schädliche Transfettsäuren ersetzt werden. Infolgedessen verdicken die Membranen der Zellen, was den Transport von Glukose erschwert und den Blutzuckerspiegel weiter steigen lässt.

1. Bestimmte Lebensmittelkombinationen sind gefährlich

Besonders ungünstig ist die Kombination von schnell verdaulichen Kohlenhydraten und denaturierten Fetten, wie sie zum Beispiel in den meisten Kuchen, Keksen, Gebäck, Süßigkeiten, Desserts, Fast Food, mit Käse und Fleisch zubereiteten Pasta- und Pizzagerichten oder Schinken- und Käsebrötchen vorkommt.

Eine Ernährungsweise, bei der täglich solche kritischen Nahrungsmittel gegessen werden, provoziert nicht nur die Entstehung von Übergewicht, sondern wirkt sich auch ungünstig auf unsere Gesundheit aus. Infolge der ständig hohen Insulinproduktion stumpfen die Zellrezeptoren langsam, aber sicher ab. Sie reagieren dann nicht mehr in gleichem Maße wie ein gesunder Körper auf das Insulin. Das bedeutet im Klartext, es bleibt mehr Glukose im Blut als vorgesehen, weil sich nicht mehr so viele „Zelltüren" öffnen. Nun versucht die Leber den Blutzuckerspiegel unter Kontrolle zu bekommen und wandelt von der überschüssigen Glukose so viel wie möglich in Fett um. Gleichzeitig werden die Zellen mit ihrem Hauptenergielieferanten Glukose unterversorgt, sie erleben eine Hungersnot und schreien nach Nahrung. Da raffinierte Kohlenhydrate sehr schnell Glukose liefern, ist es nicht verwunderlich, dass es dadurch zu Heißhunger auf genau die Produkte kommt, die alles nur noch schlimmer machen.

Es ist daher durchaus sinnvoll, sich an den Prinzipien der Glyx-Diät zu orientieren, bei der vor allem Lebensmittel den Speiseplan dominieren, die den Blutzuckerspiegel kaum irritieren und damit die Gewichtsabnahme unterstützen. Dazu zählen beispielsweise Vollkorngetreide, Sojaprodukte, Salate, viele Gemüse- und Obstsorten sowie magere Tierprodukte.

2. Die Vorteile der Glyx-Diät

- Sie können sich bei jeder Mahlzeit satt essen und nehmen dabei ab.

- Sie brauchen keine Kalorien zu zählen.

- Sie können die Lebensmittel im Rahmen der wenigen Grenzen nach Ihren eigenen Vorlieben frei zusammenstellen.

- Diese Ernährungsform bringt auch gesundheitliche Vorteile mit sich, weil sie der Zuckerkrankheit Diabetes mellitus Typ II vor-

beugt und damit das Risiko von Folgeerkrankungen wie Nierenproblemen und Bluthochdruck mindert.

3. Der Glyx-Wert ist entscheidend

Die Lebensmittel werden bei dieser Ernährungsform nach dem sogenannten glykämischen Index ausgewählt, der anzeigt, ob viel oder wenig Insulin zur Verdauung der entsprechenden Nahrungsmittel ausgeschüttet wird. Die Zahl 100 wurde dabei zum Maximalwert erklärt und wird dann erreicht, wenn Glukose in seiner Reinform in Form von Traubenzucker gegessen wird. Hier strömt der Zucker am schnellsten ins Blut.

Lebensmittel mit einem Glyx-Wert von bis zu 55 gelten bei der Glyx-Diät als „figurfreundlich" und dürfen häufig und in großer Menge gegessen werden. Im Gegensatz hierzu sollten Lebensmittel mit einem mittleren Glyx-Wert von 56 bis 69 nur gelegentlich auf dem Teller landen. Stark glykämische Speisen mit einem Wert von über 70 sollte man besser komplett vermeiden.

Allerdings berücksichtigt der Glyx-Wert nicht, wie viele Kohlenhydrate in einem Lebensmittel enthalten sind. Das kann zu irritierenden Ergebnissen führen, da beispielsweise der Glyx-Wert von Wassermelonen und gekochten Möhren höher ausfällt als der von Croissants, wodurch fälschlicherweise suggeriert wird, dass Croissants zum Abnehmen besser geeignet wären. Aufgrund dessen sollte ein Lebensmittel nicht allein nach seinem glykämischen Index, sondern auch nach seiner glykämischen Last beurteilt werden. Dieser Wert berücksichtigt auch, wie viele Kohlenhydrate in einem Lebensmittel enthalten sind und liefert damit genauere Hinweise darüber, wie stark die Gesamtauswirkungen auf den Blutzuckerspiegel bzw. die Insulinausschüttung sind.

Als empfehlenswert gelten Nahrungsmittel mit einem Wert von bis zu 10. Lebensmittel mit einer glykämischen Last von 11 bis 19 dürfen gelegentlich gegessen werden, während man Produkte mit einem Wert ab 20 zum Abnehmen besser meiden sollte.

Es gilt also:

	Glykämischer Index	Glykämische Last
niedrig	bis 55	bis 10
mittel	56 bis 69	11 bis 19
hoch	ab 70	ab 20

4. Ein paar Beispielwerte:

> **Gemüse:**

	glyk. Index	glyk. Last
grünes Gemüse und Salate	unter 15	1 bis 2
Tomaten, Spargel, Spinat, Sauerkraut, Pilze, Blumenkohl, Zucchini, Zwiebeln	15	1 bis 2
Soja und daraus gewonnene Produkte	15 bis 30	bis 4
Paprika	30	1
Linsen, Erbsen, Bohnen	30 bis 40	6 bis 18
rohe Möhren	30	3
gekochte Möhren	85	6
Kürbis	75	4

> **Obst:**

	glyk. Index	glyk. Last
Aprikose, Äpfel, Birnen, Kirschen, Grapefruits, Erdbeeren (frisch)	bis 30	2 bis 5

Pflaumen, Pfirsich, Mangos, Kiwis, Orangen (frisch)	40 bis 53	2 bis 7
Trauben, Honigmelone, Bananen, Ananas (frisch)	60 bis 65	7 bis 13
Wassermelone (frisch)	75	5

> **Brot und Backwaren:**

Pumpernickel	40	15
Vollkornbrot	45	18
Mischbrot	65	33
Croissant	70	32
Weißbrot	80	39
Brezel	83	53
Kekse und Kuchen	70	53

> **Beilagen:**

	glyk. Index	glyk. Last
Glasnudeln	35	>20
Vollkornnudeln	42	26 bis 33
Hartweizennudeln al dente	54	22 bis 53
Reis	55 bis 80	25 bis 65
Kartoffeln gekocht	60 bis 70	11
Kartoffeln gebraten, Pommes	95	32

> **Fleisch, Wurst, Fisch:**

	glyk. Index	glyk. Last
Hähnchen ohne Haut	15	<3
magere Fleisch- und Fischsorten	bis 25	<3
Beef Steak	28	<3
Rindfleisch	bis 50	<3
Hähnchen mit Haut	50 bis 60	<3
Schweinefleisch	bis 55	<3
Gulasch	58	<3
Hackfleisch	49 bis 62	<3
Salami	75	<3
Schinkenwurst	79	<3

> **Milchprodukte:**

	glyk. Index	glyk. Last
Schlagsahne, Butter, Frisch- und Hartkäse, Mozzarella	0	1
Naturjoghurt, Buttermilch	15	1
Magerquark, Hüttenkäse	20	1
Vollmilch	30	2
Fruchtjoghurt, Eiscreme	über 60	8 bis 18

> **Getränke:**

	glyk. Index	glyk. Last
Tee, Wasser, Kaffee (ungesüßt)	0	0

Wein, Sekt	50 bis 55	2
Cola, Limo	90	8
Bier	110	4

> **Sonstiges:**

	glyk. Index	glyk. Last
Schokolade mit mindestens 70 % Kakaoanteil	20	7
Nüsse	15 bis 30	2
Haferflocken	40	27
Müsli ungezuckert	40	25
Müsli gezuckert	bis zu 70	44
Vollmilchschokolade	70	36
Honig, Marzipan	80	62
Traubenzucker	100	100

Wie Sie also sehen, sind sich glykämischer Index und glykämische Last nicht immer einig darüber, wie ein Lebensmittel eingestuft wird. So zum Beispiel bei gekochten Möhren oder Colagetränken. Es ist daher sinnvoller sich an beiden Werten gleichzeitig zu orientieren als sich auf einen von beiden zu verlassen.

Außerdem sollte beachtet werden, dass die hier gemachten Angaben, lediglich als grobe Richtlinie zu verstehen sind. Alle Lebensmittel werden individuell verschieden verstoffwechselt. Darüber hinaus hat auch die Zubereitungsart einen Einfluss auf die glykämischen Werte. Alles Frittierte oder Angebratene treibt den Blutzucker viel stärker in die Höhe als dampfgegarte, gekochte oder in ihrem natürlichen Zustand belassene Lebensmittel.

Das erklärt auch, warum die einzelnen Werte von Tabelle zu Tabelle abweichen können und immer mit Vorsicht zu genießen sind.

5. Fazit

Prinzipiell halte ich die Orientierung an den Glyx-Werten für sinnhaft, da vom Verzehr von raffinierten, also stark verarbeiteten Kohlehydraten abgeraten wird. Diese begünstigen nicht nur die Entstehung von Übergewicht und erschweren die Gewichtsabnahme, sondern belasten auch die Gesundheit.

Etwas kritisch sehe ich allerdings, dass die Orientierung an den Glyx-Werten dazu verleitet, den Konsum von zumeist sehr fettreichen Tierprodukten als bedenkenlos zu betrachten, und der Verbraucher dazu verleitet wird, bestimmte natürliche Lebensmittel wie Kartoffeln, stärkehaltiges Wurzelgemüse und ein paar Obstsorten, wegen ihres angeblich hohen Glyx-Faktors, zu meiden.

Ein Zuviel an tierischem Eiweiß belastet die Nieren, übersäuert den Körper, kann zu Gicht führen und ist alles andere als gesund. Hingegen halte ich den Verzehr von Kartoffeln, Kürbis, Möhren, Ananas oder Melonen als durchaus empfehlenswert, und zwar sowohl für die Gesundheit als auch für die Gewichtsabnahme. Daher gilt auch hier mal wieder: Halten Sie sich nicht statisch an die Empfehlungen irgendwelcher Diätratgeber, sondern experimentieren Sie für sich selbst und ziehen Sie Ihr eigenes Fazit.

Falls Sie sich eingehender mit dieser Methode beschäftigen möchten, finden Sie z. B. unter den Stichwörtern „Glyx-Diät" und „Logi-Methode" weiterführende Informationen in Büchern, Zeitschriften oder auch im Internet. Achten Sie darauf, dass Sie sich nicht allein am glykämischen Index orientieren, sondern auch die glykämische Last berücksichtigen!

Hinweis: Auch Eiweiß erschwert die Gewichtsabnahme

Was viele nicht wissen, auch der Verzehr von Eiweiß hat einen Einfluss auf den Insulinspiegel. So gilt als bewiesen, dass vor allem das Eiweiß aus Fleisch- und Milchprodukten zu einer besonders hohen Insulinausschüttung führt. Gemäß dem Food-Insulin-Index, der die Auswirkung von Lebensmitteln auf den Insulinspiegel beschreibt, führen 160 g Steak oder 330 g Fisch zu einer deutlich höheren Insulinausschüttung als 200 g Nudeln!

Besonders kritisch sind Kombination aus Tiereiweiß und schnell verfügbaren Kohlenhydraten zu betrachten. Keine gute Idee sind demnach Früchtejoghurts, Hamburger mit Pommes oder Steak mit Kartoffeln.

II. Trennkost – Auf die richtige Kombination kommt es an

Wahrscheinlich haben Sie schon einmal davon gehört, dass eiweißreiche (proteinhaltige) Nahrungsmittel nicht zusammen mit kohlenhydratreichen Lebensmitteln – und umgekehrt – verzehrt werden sollten. Dies ist die Grundregel der sogenannten Hayschen Trennkost, bei der es sich weniger um eine Diät im herkömmlichen Sinne handelt, als vielmehr um eine ganzheitliche Ernährungsweise. Diese ist physiologisch betrachtet sehr förderlich für unsere Verdauung, was eine Gewichtsabnahme begünstigt.

Dr. Hay, der Begründer der Trennkost, hat erkannt, dass die Kombination von proteinreichen Lebensmitteln, die in der Regel stark säurebildend wirken (z. B. tierische Produkte und säuerlich schmeckende Früchte) nicht mit kohlenhydratreichen und stärkehaltigen Lebensmitteln (z. B. Getreideprodukte, Wurzel- und Knollengemüse, süße Früchte) unser Verdauungssystem überfordert und eine Gewichtszunahme provoziert.

Beide Lebensmittelgruppen sollten deshalb nicht während einer Mahlzeit zusammen gegessen werden. Stattdessen darf man bei der Trennkost sowohl protein- als auch kohlenhydratreiche Lebensmittel mit sogenannten neutralen Produkten kombinieren (z. B. Salate, Speiseöle, einige Tierprodukten sowie die meisten Gemüsesorten).

Dr. Hay legte viel Wert auf naturbelassene und frische Lebensmittel und empfahl einen sparsamen Umgang mit Hülsenfrüchten, da Linsen, Bohnen, Erbsen und Sojabohnen von Natur aus gleichzeitig viele Kohlenhydrate und viel Eiweiß enthalten und somit nach der Trennkost als schwer verdaulich gelten.

1. Trennkost funktioniert

Sinnhaft ist die Trennung von Kohlenhydraten und Proteinen auf jeden Fall, da für kohlenhydratreiche Lebensmittel andere Verdauungsenzyme benötigt werden als für Speisen, die reich an Proteinen sind. So ist das Enzym Ptyalin hauptsächlich für die Aufspaltung von Kohlenhydraten nötig, wohingegen dem Enzym Pepsin eine tragende Rolle bei der Eiweißverdauung zukommt.

Verzehrt man während einer Mahlzeit gleichzeitig kohlenhydrat- und eiweißreiche Lebensmittel, blockieren sich die unterschiedlichen Verdauungssäfte gegenseitig. Bei einer Kombination beider Lebensmittelkategorien kommt es dann zu erschwerten Bedingungen für die Verdauung. Als Folge liegen die Speisen viel länger als nötig im Magen-Darm-Trakt, es entstehen Gärungsprozesse und die Einlagerung von Körperfett wird begünstigt.

2. Das ist erlaubt

Bei der Trennkost sind zu Nudeln zum Beispiel tomatenfreie Gemüsesoßen[1] erlaubt, wohingegen Pasta mit Hackfleischsoße tabu ist, weil hier viele Kohlenhydrate (Nudeln) mit einem hohen Eiweißgehalt (Fleisch) zusammentreffen. Fisch-, Fleisch- oder Eierspeisen werden bei der Trennkost anstatt mit kohlenhydratreichen Beilagen wie Reis, Nudeln oder Kartoffeln daher mit Gemüse oder Salaten gegessen.

---

1 Tomaten zählen nur roh zur neutralen Lebensmittelgruppe. Erhitzt gelten sie als proteinreich. Daher sind unerhitzte Tomatensoßen aus frischen Tomaten ebenfalls zu Nudeln denkbar.

Man darf zwar alles essen, jedoch nicht alles miteinander kombinieren. Für viele ein Grund an dieser Ernährungsweise Gefallen zu finden, weil auf nichts verzichtet werden muss.

Wer seine Mahlzeiten nach den Regeln der Trennkost zusammenstellt, entlastet die Verdauungsorgane, verbessert den Stoffwechsel und unterstützt die Gewichtsabnahme. Außerdem hat sich diese Ernährungsweise auch bei Magen-Darmbeschwerden, Verdauungsproblemen, Völlegefühl und Müdigkeit nach dem Essen bestens bewährt.

3. Die Vorteile der Trennkost:

- Sie können sich bei jeder Mahlzeit satt essen und nehmen dabei ab.

- Sie brauchen keine Kalorien zu zählen.

- Sie können die Lebensmittel im Rahmen der wenigen Grenzen nach Ihren eigenen Vorlieben frei zusammenstellen.

- Verdauungsbeschwerden wie Völlegefühl und Müdigkeit nach dem Essen verschwinden.

4. Einteilung der Lebensmittel in folgende Gruppen:

Kohlenhydratreiche Lebensmittel:	Neutrale Lebensmittel:	Eiweißreiche Lebensmittel:
- Getreide wie Reis, Dinkel, Hafer, Weizen, Roggen, Hirse, Mais sowie die daraus gewonnenen Mehle	- Gemüse wie Lauch, Zwiebeln, rohe Tomaten, Gurken, Paprika, Spargel, Radieschen, Spinat, Sellerie, Brokkoli, Blumenkohl usw.; nur stärkehaltiges Gemüse wie Kartoffeln,	- erwärmte Fleisch- und Fischspeisen, Wurst - Sojaprodukte,

und hergestellten Produkte wie Nudeln, Pizza, Brot, Gebäck, Kuchen, Kekse	Schwarzwurzeln usw. zählen zu den Kohlenhydraten	Tofu
- getreideähnliche Lebensmittel wie Quinoa, Amaranth oder Buchweizen	- Salate, Pilze, Sprossen und Keimlinge	- Milch, Käse und andere Milchprodukte mit einem Fettanteil unter 55 Prozent ihres Trockengewichts
- Kartoffeln, Süßkartoffeln, Topinambur, Kohl, Artischocken und Kürbis	- Avocados, Melonen, Rhabarber und Heidelbeeren	- Eier
- Zucker, Süßigkeiten, Honig und Süßungsmittel	- rohe und luftgetrocknete Fleisch- und Fischprodukte wie Mett, Salami, Matjes oder Räucherlachs	- fast alle Obstsorten wie Ananas, Steinobst, usw. (außer süße Früchte, die sind kohlenhydratreich sowie Heidelbeeren, Melonen und Rhabarber, die als neutral eingestuft werden)
- süße Früchte wie Bananen, süße Apfelsorten, Datteln, Feigen und Trockenfrüchte	- Gewürze, Kräuter, Fette	
- fruchtiger Rotwein, Bier	- Samen und Nüsse (nur Erdnüsse gelten als eiweißhaltig)	
	- Käse über 55 % Fett in Trockenmasse	
	- Butter, Frischkäse, Joghurt, Mozzarella, Parmesan, Quark, Sahne, Buttermilch, rohe Milch, Eigelb	- Weißwein, trockener Rotwein, Obstsäfte (außer Bananensaft und gesüßte Säfte, die sind kohlenhydratreich)
	- Fette und Speiseöle	
	- Wasser, ungesüßter Kaffee und alle Teesorten bis auf Früchtetees, die zu den eiweißreichen Lebensmitteln zählen	

Hinweis: Einen Sonderstatus bei der Hayschen Trennkost haben Hülsenfrüchte. Bohnen (auch Sojabohnen), Linsen und Erbsen enthalten gleichzeitig viele Proteine und Kohlenhydrate. Sie gelten deshalb als schwer verdaulich und sollten im Rahmen der Trennkost nur selten oder überhaupt nicht gegessen werden.

Als Faustregel gilt: Kombinieren Sie während einer Mahlzeit entweder kohlenhydratreiche Lebensmittel mit neutralen Produkten oder eiweißhaltige Lebensmittel mit neutralen Produkten. Nach dem Verzehr von Kohlenhydraten sollten Sie bis zur nächsten eiweißreichen Mahlzeit mindestens vier Stunden warten. Umgekehrt gilt das Gleiche.

5. Ein paar Kombinationsvorschläge

Für ein Frühstück nach der Trennkost eignet sich zum Beispiel ein bunt gemixter Obstsalat aus säuerlichen Früchten wie Äpfeln, Birnen, Ananas und einer Handvoll Erdbeeren. Dazu passt ein frisch gepresster Orangensaft und eine Tasse Kaffee ohne Zucker. Wer das Frühstück lieber süß mag, mischt sein Müsli mit Bananen oder einer Portion Trockenfrüchte, bestreicht sein Brot mit Butter und Honig bzw. als Veganer mit Margarine und Agavensirup. Und auch ein belegtes Brötchen mit einer dünnen Schicht Butter, einer aufgeschnittenen Tomate und ein paar frischen Kräutern wäre denkbar. Selbstverständlich kann man auch einen grünen Smoothie trinken. Hier wird grünes Blattgemüse zusammen mit Früchten zu einem leckeren Vitalstoffgetränk gemixt.

Zum Mittagessen folgt ein frischer Salat aus Blattgrün, Tomaten, Gurken, fein geraspeltem Gemüse wie Möhren, Rote Beete oder Sellerie. Serviert wird der Salat entweder mit zwei Scheiben ofenfrischem Brot, zwei großen Pellkartoffeln oder stattdessen mit einer eiweißhaltigen Beilage wie Fisch, Fleisch, Käse oder Tofu.

Zum Abendessen gönnt man sich einen großen Teller Pasta mit viel leckerem Gemüse oder einer aus frischen Tomaten zubereiteten und unerhitzten Tomatensoße und zum Nachtisch gibt es einen selbstgemachten Bananensmoothie. Wer stattdessen abends auf Kohlenhydrate verzichten möchte, bereitet sich ein Omelette aus Eiern oder als pflanzliche Alternative ein veganes Rührei-Tofu zu. Hier gibt's zum Nachtisch dann eine Portion Lieblingsnüsse, am besten ungesalzen.

6. Fazit

Wie Sie also sehen, lassen sich nach den Prinzipien der Trennkost vielfältige Gerichte gestalten, so dass für jeden Geschmack etwas dabei ist. Für deutlich spürbare Ergebnisse kann es schon ausreichen, wenn Sie ein bis zwei Mahlzeiten des Tages oder drei bis fünf Tage die Woche nach den Regeln der Trennkost gestalten. Es spricht aber auch nichts dagegen, diese Ernährungsweise regelmäßig und dauerhaft zu praktizieren.

Wenn Sie die Methode der Trennkost eine Weile lang ausprobieren, werden Sie nicht nur an Gewicht verlieren, sondern wahrscheinlich auch feststellen, dass Sie sich nach dem Essen weniger belastet und dafür umso fitter fühlen. Das sind weitere Vorteile dieser ganzheitlichen und sinnvollen Ernährungsweise, bei der weniger Energie für die Verdauung verbraucht wird, als bei einer herkömmlichen Mischkost.

Falls Sie sich eingehender mit der Trennkost beschäftigen möchten, finden Sie weiterführende Informationen in Büchern, Zeitschriften oder auch im Internet.

7. Extra-Tipp: Schlank im Schlaf

Bei der „Schlank-im-Schlaf-Methode" handelt es sich um eine Abwandlung der Hayschen Trennkost. Hier wird lediglich das Abendessen nach den Regeln der Trennkost zusammengestellt. Dieses sollte eiweißreich und arm an Kohlenhydraten sein. Den Rest des Tages dürfen die Mahlzeiten wie gewohnt kombiniert werden.

Der Verzicht auf Kohlenhydrate ab den Nachmittagsstunden sorgt für einen niedrigen Insulinspiegel am Abend. Das soll zu einer optimalen Fettverbrennung während der Nacht führen. Ich selbst habe noch keine Erfahrungen mit diesem Prinzip gesammelt, halte es aber für durchaus möglich, dass sich dadurch die Gewichtsabnahme unterstützen lässt.

Wenn Sie die „Schlank-im-Schlaf-Methode" ausprobieren möchten, gestalten Sie Ihr Frühstück kohlenhydratreich, das Mittagessen nach Belieben und essen Sie im Anschluss nur noch proteinreiche Nahrungsmittel und meiden Sie Kohlenhydrate. Wie die Lebensmittel im einzelnen eingeteilt werden, verrät Ihnen auch hier die Tabelle der Trennkost.

Indem Sie zusätzlich die Hauptregel der Glyx-Diät beachten, also raffinierte Fette und Kohlenhydrate meiden, und zum Sattwerden vor allem auf frisches Obst, Gemüse und Vollkorngetreideprodukte zurückgreifen, lassen die Erfolge sicher nicht lange auf sich warten.

III. Volumetrics – Schneller satt durch viel Volumen

Auch bei der Volumetrics-Diät handelt es nicht wirklich um eine Diät im herkömmlichen Sinne, sondern um Tipps und Tricks, die sinnvoll und individuell anpassbar sind. Streng genommen gibt es bei der Volumetrics-Diät nur eine einzige Regel und die lautet: Essen Sie sich satt an Lebensmitteln, die eine geringe Energiedichte bzw. einen hohen Wasseranteil haben. Auf andere Lebensmittel sollten Sie nur aus Genussgründen zurückgreifen.

Saftige Früchte wie Melonen, Orangen oder Ananas haben einen Wassergehalt von bis zu 98%, aber auch Gemüse, Salate und frisches Getreide zählen zu den wasserreichen bzw. energiearmen Lebensmitteln. Sie haben ein großes Volumen, füllen den Magen und sind aufgrund ihrer Kalorienarmut dennoch figurfreundlich.

Anders dagegen Kekse, Brot, Alkohol, fett- und zuckerhaltige Produkte. Solche Nahrungsmittel verfügen als dichte bzw. energiereiche Lebensmittel über nur wenig Wasser und enthalten dazu auch noch viele Kalorien. Sie sind deshalb nicht für die Volumetrics-Ernährung und eine schlanke Linie geeignet. Da es bei der Volumetrics-Diät jedoch keine Verbote gibt, sind sie in Maßen und als gelegentliche Genussmittel dennoch erlaubt.

1. Volumen macht satt

Der Grund dafür, dass bei dieser Ernährungsweise wasserreiche Lebensmittel ganz oben auf der Liste stehen, ist einleuchtend: Unser Magen verfügt nur über ein begrenztes Fassungsvermögen und wenn das gefüllt ist, sind wir unabhängig von den gegessenen Kalorienmenge satt. Studien zeigen, dass der Magen in erster Linie auf das Gewicht und Volumen der zugeführten Nahrung reagiert. Nährstoffdichte und Kaloriengehalt der Lebensmittel spielen nur eine untergeordnete Rolle für unser Sättigungsempfinden.

So füllen frische Trauben aufgrund ihres hohen Wassergehalts und Volumens den Magen weitaus besser als die gleiche Anzahl an Rosinen (getrocknete Trauben) – und das bei fast identischer Kalorienzahl. Und wer sich an Pellkartoffeln statt an Pommes satt isst und Chips gegen Gemüsesticks austauscht, spart jede Menge Kalorien, ohne hungern zu müssen.

2. Die Vorteile bei Volumetrics:

- Sie können sich bei jeder Mahlzeit satt essen und nehmen dabei ab.

- Sie brauchen keine Kalorien zu zählen.

- Sie können die Speisen im Rahmen der wenigen Grenzen nach Ihren eigenen Vorlieben zusammenstellen.

- Sie führen Ihrem Körper viele Vitamine, Mineralien, Ballaststoffe und sekundäre Pflanzenstoffe zu.

3. Und so werden die Lebensmittel eingeteilt

Für alle, die diese Form der Ernährung einmal ausprobieren möchten, folgt nun ein Überblick über die Einteilung der wichtigsten Lebensmittel entsprechend ihrer jeweiligen Energiedichte. Diese beschreibt, wie viele Kalorien in einem Gramm Lebensmittel enthalten sind. Je geringer desto besser. Speisen mit einem Wert unter 1,5 kcal/g können nach Belieben verzehrt werden und sollten als Grundnahrungsmittel täglich mehrmals auf dem Speiseplan stehen. Bei Nahrungsmitteln bis 2,5 kcal/g darf man schon mal ein Auge zudrücken. Energiereiche Produkte über 2,5 kcal/g sollten dagegen nur sehr sparsam eingesetzt werden.

Zum Sättigen < 1,5 kcal/g:	In Maßen okay 1,5 -2,5 kcal/g	Weniger gut und nur als Genussmittel in kleinen Mengen erlaubt >2,5 kcal/g
• saftiges Obst und frisches Gemüse bis zu 0,5 kcal/g • Gemüsesuppen bis zu 0,8 kcal/g • Milch, Joghurt, Quark, Sojaprodukte zwischen 0,4 und 0,9 kcal/g • Salat 0,1 kcal/g • Kartoffeln 0,7 kcal/g • gekochter Reis 1,1 kcal/g • gekochte Nudeln 1,4 kcal/g • Fleisch mager 1,2 kcal/g	• Brot und Brötchen 2,1-2,7 kcal/g • Frischkäse bis zu 1,6 kcal/g	• Croissants 4,3 kcal/g • Gebäck etwa 4,5 kcal/g • fettes oder paniertes Fleisch bis zu 3,2 kcal/g • Hartkäse 4,0 kcal/g • Chips, Schokolade und Nussnugatcreme um die 5 kcal/g • Alkohol 7 kcal/g

Wie Sie sehen, stehen vor allem frisches Obst und Gemüse auf dem Speiseplan. Aber auch Milch- oder Sojaprodukte sind erlaubt. Ab und an ein Stück Fleisch für Allesesser, für Käseliebhaber Frischkäse und für Getreidefans Brot und Müsli – alles darf man essen und die Gerichte können nach individuellen Bedürfnissen zusammengestellt werden. Zu Beginn jeder Mahlzeit empfiehlt es sich den Bauch schon einmal vorab mit Obst, Salaten oder Gemüsesuppen zu füllen.

Ausführlichere Tabellen mit allen gängigen Lebensmitteln finden Sie in jedem Buch zur Volumetrics-Diät und auch im Internet.

4. Ein paar Tipps:

- Besser Obstkuchen aus Hefeteig (nur 1,8 kcal/g) statt Sahne- oder Rührkuchen (etwa 3,7 kcal/g)

- strecken Sie Müslis mit frischem Obst, statt pure Getreide-Crunchies zu essen

- Wurstliebhaber nehmen lieber fettarmen Schinken als Salami

- lieber eine mit frischem Gemüse dick belegte selbstgemachte Pizza mit wenig oder ohne Käse als eine Pizza aus dem Tiefkühlfach

- zum Nachtisch lieber fruchtige Eissorten als Sahneeis

5. Fazit

Meiner Meinung nach liegt der Vorteil der Volumetrics-Diät darin, dass hierbei im Gegensatz zu den meisten herkömmlichen Diäten, eine ausgewogene und vollwertige Ernährung nach den eigenen Bedürfnissen möglich ist. Und dabei darf man sich bei jeder Mahlzeit von den wasserreichen Lebensmitteln so richtig schön satt essen. Perfekt also für alle unter uns, die sich gerne mit einer reichhaltigen, voluminösen Mahlzeit belohnen.

**Sich satt essen und dabei abnehmen – Drei Diäten, die keine sind –
Das Wichtigste im Überblick:**

I. Glyx-Diät – Der Blutzucker macht's

Ernähren Sie sich bevorzugt von Lebensmitteln, die den Blutzuckerspiegel nicht oder nur wenig irritieren, lange satt machen und Heißhungerattacken vorbeugen. Meiden Sie gleichzeitig schnell verdauliche Fette und Kohlenhydrate, die eine hohe Insulinproduktion nach sich ziehen und die Fetteinlagerung begünstigen.

II. Trennkost – Auf die richtige Kombination kommt es an

Kombinieren Sie während einer Mahlzeit entweder kohlenhydratreiche Lebensmittel mit neutralen Produkten oder eiweißreiche Lebensmittel mit neutralen Produkten. Nach dem Verzehr von Kohlenhydraten sollten Sie mit dem Verzehr von eiweißhaltigen Nahrungsmitteln mindestens vier Stunden warten, umgekehrt gilt das Gleiche. Diese Vorgehensweise unterstützt die Verdauung und fördert damit die Gewichtsabnahme.

III. Volumetrics – Schneller satt durch mehr Volumen

Essen Sie sich zu jeder Mahlzeit so richtig schön satt an wasserreichen, energiearmen Lebensmitteln. Mit anderen Nahrungsmitteln sollten Sie sparsam umgehen und diese nur zu Genusszwecken einsetzen. Das füllt den Magen bei einer geringen Kalorienmenge und garantiert gleichzeitig eine hohe Nährstoffaufnahme. Wer sich an die Prinzipien der Volumetrics-Diät hält, kann sich satt essen und dabei sogar noch abnehmen.

Kapitel 5: Intermittierendes Fasten für eine gesteigerte Fettverbrennung

Nachdem wir nun geklärt haben, welche Lebensmittel zum Abnehmen besonders geeignet sind, stellt sich natürlich die Frage, wie häufig und wann wir essen sollten. Sind drei große Mahlzeiten besser statt fünf kleinere Portionen? Sollten wir Frühstück, Mittag- oder Abendessen zu unserer Hauptmahlzeit machen oder gleich alle Gewohnheiten über Bord werfen und nur noch dann essen, wenn wir wirklich Hunger haben, unabhängig von irgendwelchen Normen und Uhrzeiten?

Wie Sie vielleicht schon ahnen, gibt es auch hier keine allgemeingültige Antwort. Und mal wieder sind Sie gefragt, auszutesten, was für Sie am besten funktioniert.

Für die Verdauungsorgane ist es vermutlich besser kleinere, dafür häufigere Mahlzeiten zu sich zu nehmen und die Hauptmahlzeit nicht zu spät in die Abendstunden hinein zu verlegen. Und dennoch habe ich bei mir, wie bei anderen Abnehmwilligen, festgestellt, dass die Gewichtsabnahme mit ein bis zwei üppigen Mahlzeiten am Tag leichter fällt.

Wenn Sie, wie ich dazu neige, sich nicht mit einer kleinen Portion zufriedenzugeben, es Ihnen also Mühe bereitet, sich nach den ersten paar Bissen zu mäßigen und Sie in der Regel mehr essen als Ihnen gut tut, könnten die Prinzipien des intermittierenden Fastens wie gerufen für Sie kommen.

I. Intermittierendes Fastens – Die Grundlagen

Bei dieser Form des Kurzzeitfastens wird die Hauptessensperiode auf 4 bis 8 Stunden des Tages verlegt. In den verbleibenden 16-20 Stunden wird aufkommender Hunger mit Wasser, Kräuter- oder Früchtetee, Gemüsebrühe oder verdünnten Säften im Zaum gehalten. Für den „Notfall" sind auch frisches Obst und Gemüse oder ein paar Nüsse und Trockenfrüchte erlaubt.

Solch eine Vorgehensweise hat erhebliche Vorteile für die Verdauung und die Gewichtsregulation. Durch die tägliche „Fastenphase" von 16 bis 20 Stunden bekommen unsere Verdauungsorgane die Gelegenheit „Hausputz" zu machen und sich nach und nach von der heute üblichen Überbelastung zu erholen. Danach aufgenommene Nahrung kann dann viel leichter verdaut werden und landet nicht so schnell auf den Hüften. Gleichzeitig werden während der Fastenpause verstärkt körpereigene Hormone ausgeschüttet, die die Fettverbrennung anregen und unser Wohlbefinden fördern.

Ein weiterer Vorteil des intermittierenden Fastens liegt darin, dass Sie Ihre Ernährung nicht umzustellen brauchen. Sie verzichten einfach in der Fastenperiode des Tages auf feste Nahrung, während der Essensphase können Sie wie gewohnt essen. Das kommt all denjenigen entgegen, die an der Auswahl ihrer Lebensmittel vorläufig noch nichts ändern möchten oder können.

Anders als längere Fasteneinheiten bringt intermittierendes Fasten als eine Form des Kurzzeitfastens den Stoffwechsel nicht durcheinander und ist daher prinzipiell für jeden geeignet, der sich relativ gesund und fit fühlt. Fastenkrisen, die bei herkömmlichen Fastenkuren auftreten können, sind in der Regel nicht zu erwarten. Allerdings sollten Stillende, Schwangere und Menschen mit Vorerkrankungen vor der Durchführung sicherheitshalber mit einem Arzt oder Heilpraktiker sprechen.

1. Die Vorteile im Überblick:

- Durch die Fastenpause kann sich unser im Allgemeinen überlasteter Verdauungsapparat erholen und einen „Hausputz" machen. Das erleichtert die anschließende Verdauung und garantiert eine bessere Nährstoffaufnahme.

- Durch den Kalorienzufuhr-Stopp wird der Körper angeregt eigene Reserven zu verbrennen.

- Ein leerer Magen veranlasst das Gehirn zur Ausschüttung von mehr Glückshormonen und sogenannten Anti-Aging-Hormonen. Diese sorgen nicht nur für mehr Wohlgefühl, sondern bringen auch einen erheblichen Verjüngungseffekt mit sich. Diese Hormone sind für straffe Haut, den Aufbau von Muskelmasse, eine gesteigerte Fettverbrennung und die Stärkung des Immunsystems verantwortlich.

- Auch psychologische Aspekte sprechen für das intermittierende Fasten. Vielen Übergewichtigen fällt es leichter eine Zeit lang nichts zu essen als sich nur auf bestimmte Diät-Lebensmittel oder kleinere Nahrungsmengen zu beschränken. Wem es schwer fällt, kleine, abgemessene Portionen zu sich zu nehmen, für den ist das intermittierende Fasten vielleicht die Lösung. Zudem steigt die Vorfreude und die Motivation bleibt erhalten, wenn man weiß, dass man schon in wenigen Stunden ausgiebig essen darf.

- Wer sich regelmäßig davon überzeugt, dass er in der Lage ist, ein bis zwei Mahlzeiten am Tag ausfallen zu lassen, gewinnt auch wieder mehr Vertrauen in sich selbst. Und Sie wissen ja schon, wie wichtig ein stabiles Selbstvertrauen für eine positive Ausstrahlung ist.

2. Erste Schritte

Wer sich sanft an das intermittierende Fasten heranwagen möchte, sollte folgendermaßen vorgehen. Zunächst gewöhnt man sich sogenannte Zwischenmahlzeiten ab und beschränkt sich auf die Hauptmahlzeiten. Ist dieses Verhalten zur Gewohnheit geworden, beginnt man damit, an jedem zweiten Tag eine Mahlzeit des Tages, entweder das Frühstück oder das Abendessen wegzulassen. Wenn das gut gelingt, kann man testen, wie es sich anfühlt, zwei Mahlzeiten auszulassen. Sie lassen dann die ersten beiden oder die letzten beiden Mahlzeiten des Tages ausfallen. Zu guter Letzt wechselt man vom 2-Tages-Rhythmus zum 1-Tages-Rhythmus. Ganz einfach also.

3. Wann wird gefastet?

Ihrer Fantasie sind hierbei keine Grenzen gesetzt. Als Fan von ausgedehnten Frühstückszeremonien verlegen Sie Ihre Essensphase auf den Morgen bis in den Mittag hinein. Nach dem Mittagessen beginnt dann Ihre Fastenzeit. Oder haben Sie morgens sowieso keinen Hunger, möchten aber nicht auf Ihr Mittagessen verzichten? Dann passt es Ihnen vermutlich am besten, Ihre Fastenpause vom Nachmittag bis zum nächsten Vormittag zu verlegen. Und wer es liebt am Abend so richtig schön zu Schlemmen, hält sich den Tag über zurück und genießt den Gaumenschmaus zum Abschluss des Tages.

4. Intermittierendes Fasten – Ein paar Tipps

- Für Ihre Motivation können Sie sich sagen, dass Sie ja schon in ein paar Stunden wieder essen können. Solange ist noch niemandem etwas passiert. Und mit welchem Genuss Sie dann wieder essen können, nach so einer Pause!

- Wenn zwischendurch doch einmal Appetit aufkommen sollte, trinken Sie einfach etwas, oft vergeht der Hunger dann schon wieder, wenigstens für eine Zeit lang.

- Sie können auftauchenden Hunger auch als Ihren Freund annehmen und sich vorstellen, wie dieser sich gerade über die Fettzellen an Ihren Oberschenkeln, am Bauch oder an anderen Körperstellen her macht.

- Weiß man, dass die nächste Mahlzeit ausfällt, neigt man leicht dazu, zuvor oder danach doppelt zu essen. Das ging mir jedenfalls die ersten Male so. Aber auch das ist nicht wirklich tragisch, denn bald bemerken Sie, dass alles nur eine Kopfsache ist. Sollte das intermittierende Fasten auf Dauer Schwierigkeiten bereiten, sind Sie vielleicht besser mit drei bis fünf kleineren Mahlzeiten am Tag bedient. Hier heißt es ausprobieren und eigene Schlüsse ziehen.

- Sind Sie für die Ernährung von Familienmitgliedern zuständig, ist das kein Grund zur Panik. Denn auch, wenn wir selbst nicht zur selben Zeit essen möchten, kann das Zubereiten von Mahlzeiten Freude bereiten. Wir lernen dann wieder verstärkt über unseren Geruchssinn zu genießen. Sie werden erstaunt sein, wie befriedigend allein das Wahrnehmen des Duftes einer Speise sein kann.

- Außerdem hilft es, sein Umfeld über das geplante Vorhaben einzuweihen. Erzählen Sie von den Vorteilen, die so eine Vorgehensweise mit sich bringt. Vielleicht bekommen die anderen dann sogar Lust mitzumachen oder aber, sie bringen wenigstens Verständnis dafür auf, dass Sie sich zu den Essenszeiten lieber zurückziehen möchten, um nicht doch in Versuchung zu geraten.

II. Zwei Praxisbeispiele

Damit Sie einen besseren Eindruck bekommen, wie sich diese Ernährungsweise in den Alltag integrieren lässt, möchte ich Ihnen gerne zwei Varianten des intermittierenden Fastens näher vorstellen: die Steinzeiternährung und das Dinner Cancelling. Ich habe mit beidem gute Erfahrung gemacht, tendiere jedoch mehr zur letzteren Methode, weil sich dadurch mein Gewicht am besten reduzieren lässt. Die Steinzeiternährung bevorzuge ich dann, wenn sich das Abendessen gesellschaftlich nicht gut vermeiden lässt, so kann ich mit Freunden oder meinem Partner auch zu später Stunde ein reichhaltiges Mahl zu mir nehmen, ganz ohne schlechtes Gewissen.

1. Steinzeiternährung

Die Empfehlungen der Steinzeitdiät richten sich nach den Gebräuchen unserer Vorfahren aus weit vergangen Tagen. Vereinfacht ausgedrückt gilt: Essen

Sie tagsüber so wenig wie möglich und erst am Abend reichhaltig und viel. Das mag ungewohnt klingen, da wir immer wieder zu hören bekommen, dass die Nahrungsaufnahme zu später Stunde leicht auf die Hüften schlägt und es sich beim Frühstück um die wichtigste Mahlzeit des Tages handelt. Tatsächlich ist es aber so, dass unser Körper den Tag über, bis in den Nachmittag hinein, auf Ausscheidung und Reinigung programmiert ist. Die Nieren arbeiten bis circa 16 Uhr auf Hochtouren und filtern Altlasten und Rückstände aus dem Blut. Diese Funktion wird hervorragend unterstützt, wenn Sie während dieser Zeit fasten, da die tägliche Reinigungsphase des Körpers dabei nicht durch anstrengende Verdauungsvorgänge gestört wird.

Unsere Vorfahren aus der Steinzeit lebten noch im Einklang mit dem Verlauf von Tag und Nacht und ihrem Biorhythmus. Der Tag wurde dazu genutzt um Nahrung zu sammeln und zu jagen. Abends nach getaner Arbeit und ausreichend Bewegung war Zeit zum Entspannen, zum Essen und um sich von den Anstrengungen des Tages zu erholen.

Tagsüber ist der sympathische Teil unseres Nervensystems dominierend, der für Aktivität und Energiefreisetzung verantwortlich ist. Genau die richtige Zeit also um sich zu bewegen, zu jagen bzw. den heute typischen Pflichten des Alltages nachzukommen. Ein voller Magen aufgrund einer reichhaltigen Mahlzeit belastet dabei nur. Am Abend dagegen, wenn der parasympathische Teil des Nervensystems aktiv ist, ist unser Körper auf Entspannung und Regeneration eingestellt. Der perfekte Zeitpunkt um die am Tag verbrauchten Energiereserven wieder aufzufüllen.

a) Steinzeiternährung – So geht's:
Auch wir können uns diesen natürlichen Rhythmus zunutze machen. Indem wir tagsüber nur das Nötigste essen und auftauchenden Hunger mit ungesüßtem Kräutertee, Wasser oder einem Stück Obst, einer Handvoll Nüsse oder ein paar Trockenfrüchten decken, können wir am Abend ohne schlechtes Gewissen ordentlich zulangen. Denn, wenn wir am Tage nur sparsam gegessen haben, kann eine reichhaltige Mahlzeit am Abend viel effektiver ver-

daut werden. Die Kalorien, die wir dann zu uns nehmen, können dadurch wirklich für die Aufgaben der Körperfunktionen genutzt werden und brauchen nicht als Vorrat in unserem Fettgewebe eingelagert zu werden. Außerdem wird der Körper durch tägliche Fastenpause dazu angeregt, körpereigene Wachstums- und Wohlfühlhormone auszuschütten. Das begünstigt den Muskelaufbau und beschleunigt die Fettverbrennung.

Und auch psychologisch betrachtet ist diese Vorgehensweise sehr sinnvoll. Wenn wir wissen, dass wir am Abend auf nichts verzichten müssen und zu unseren Lieblingsspeisen greifen können, fällt es viel leichter den Tag über mit einem Minimum an Nahrung auszukommen.

b) Die Regeln der Steinzeitdiät im Überblick:

- Essen Sie tagsüber so wenig wie nötig.

- Stillen Sie aufkommenden Hunger zunächst mit Wasser, ungesüßtem Tee oder verdünnten Säften.

- Erst, wenn das nicht ausreicht, greifen Sie zu frischem Obst und Gemüse, Nüssen oder Trockenobst. Das lässt sich auch prima mit zur Arbeit mitnehmen und zwischendurch knabbern.

- Am Abend dürfen Sie dann richtig zulangen. Und zwar ohne Beschränkung in Auswahl und Menge.

- Sollten Sie Lust darauf haben einen Schritt weiterzugehen, beginnen Sie Ihr Abend-Schlemm-Gelage mit einer großen Portion Frischkost oder gegartem Gemüse und greifen erst danach zu Ihren Lieblingsgerichten.

Wenn Sie sich solch eine Vorgehensweise zur täglichen Gewohnheit machen (Ausnahmen natürlich erlaubt) oder die Prinzipien der Steinzeitdiät immer mal wieder phasenweise, also ein paar Tage oder Wochen am Stück, ausführen, werden merkliche Ergebnisse nicht lange auf sich warten lassen.

Dabei brauchen Sie wirklich keine Sorge wegen der reichhaltigen Mahlzeit zu später Stunde zu haben (das machen die meisten von uns ja sowieso;). Durch die Fastenperiode am Tag haben wir bis zum Abend schon jede Menge Kalorien eingespart. Es ist fast unmöglich, diese Menge mit dem Abendessen wieder aufzuholen. Zudem wird die abends aufgenommene Nahrung auch viel schneller verdaut, wenn wir die Stunden zuvor so wenig gegessen haben und unser Magen leer und aufnahmebereit ist.

Die Steinzeiternährung ist auch praktisch. Die meisten von uns sind während des Tages sehr beschäftigt und haben kaum Zeit etwas Sinnvolles zum Essen zuzubereiten. Kantine, Fast Food oder Bäckerläden verführen dann natürlich doppelt und dreifach. Vergnügen wir uns tagsüber dagegen mit frischem Obst und Gemüse, knabbern ein paar Nüsse oder trinken ungesüßten Tee und Säfte, sparen wir jede Menge Zeit, führen uns zahlreiche Vitamine und Nährstoffe zu und unsere Vorfreude auf das Abendessen wird größer und größer.

c) Hinweis

Nicht für jeden ist die Steinzeitdiät geeignet. Manche Menschen fühlen sich mit mehreren über den Tag verteilten, kleineren Portionen einfach wohler. Wer gerne große Mengen isst, braucht sich bei der Steinzeitdiät am Abend nicht einzuschränken.

Falls Ihnen das üppige Essen zu später Stunde nicht bekommt und Ihre Schlafqualität darunter leidet, ist die Variante des Dinner Cancellings vielleicht besser für Sie geeignet.

2. Dinner Cancelling

Wie Sie vermutlich bereits selbst erleben durften, ist die Liste von Diätempfehlungen nicht nur endlos, sondern zum Teil sogar auch widersprüchlich. Was die einen als Schlankmacher preisen, steht bei den anderen als

Dickmacher in Verruf. Der Grund für die zum Teil widersprüchlichen Diät-empfehlungen liegt vermutlich darin, dass jeder von uns einzigartig ist. Kein Mensch ist wie der andere. Wir unterscheiden uns in Größe, Gewicht, Alter, Aktivität, Gesundheitsstatus, Stimmungslage, Stoffwechsel, in unseren Vor-lieben und Gewohnheiten. Es scheint mir daher logisch, dass die perfekte Ernährungsform eine individuelle Angelegenheit ist. Was sich für Sie stim-mig und richtig anfühlt, muss für mich noch lange nicht passen. Umgekehrt gilt natürlich das Gleiche. So kommen auch meine Empfehlungen nicht ganz ohne anscheinende Widersprüchlichkeiten aus.

Habe ich soeben noch die Steinzeitdiät gelobt, bei der die Hauptmahlzeit des Tages auf den Abend gelegt wird, komme ich nicht umhin Ihnen auch mei-nen persönlichen Favoriten in Sachen Abnehmen zu verraten, und das, ob-wohl er die Grundsätze der Steinzeitdiät scheinbar auf den Kopf stellt.

Nichts hat bei mir zu besseren Erfolgen geführt, als der regelmäßige Ver-zicht aufs Abendessen. Durch Dinner Cancelling ist es mir gelungen mein Gewicht zu regulieren und einen Großteil meiner überflüssigen Pölsterchen loszuwerden – und das, obwohl ich am Wochenende nach Lust und Laune weitergeschlemmt habe. Nur unter der Woche habe ich meinen inneren Schweinehund überwunden und an drei bis vier Tagen das Abendessen weg-gelassen. Das schaffen Sie auch!

Indem wir es uns zur Gewohnheit machen, zwei bis dreimal die Woche oder noch öfter die letzte Mahlzeit des Tages ausfallen zu lassen bzw. schon gegen 16 Uhr einzunehmen, sparen wir nicht nur jede Menge Kalorien, sondern kurbeln auch die Produktion von Somatropin und Melatonin an. Das sind zwei Hormone, die eine wichtige Rolle bei der Fettverbrennung spielen, zu-gleich das Wohlbefinden steigern und die Zellerneuerung fördern. Dinner Cancelling hilft also nicht nur beim Abnehmen, sondern lässt uns auch län-ger jung und frisch aussehen.

Zudem sparen wir jede Menge Zeit, wenn wir einzelne Mahlzeiten ausfallen lassen. Einkaufen gehen, Essen vorbereiten, abwaschen oder die Fahrt ins Restaurant – all das wird dann überflüssig und lässt Freiraum für andere Aktivitäten. Auch die Schlafqualität wird es uns danken, wenn wir mit einem leeren oder nur leicht gefüllten Magen ins Bett gehen und unsere Verdauungsorgane nicht wie sonst mit einer späten und reichhaltigen Abendmahlzeit belasten. Am besten testen Sie diese, wie ich finde, sehr effektive und wirklich praktische Methode einfach selbst aus.

a) Dinner Cancelling – So geht's:
Beim Dinner Cancelling lautet die einzige Regel: Nehmen Sie die letzte Mahlzeit des Tages spätestens zwischen 17 und 18 Uhr zu sich. Danach aufkommenden Hunger begegnen Sie am besten mit einer Portion Gelassenheit und der Gewissheit, dass es den überflüssigen Fettpölsterchen nun an den Kragen geht. Oftmals lässt sich ein knurrender Magen auch mit einer warmen Tasse Kräuter- oder Früchtetee, 500 ml verdünntem Fruchtsaft, einem großen Glas Wasser oder dem Verzehr einer Schale Gemüsebrühe besänftigen. Am nächsten Morgen dürfen Sie ja schon wieder wie gewohnt mit einem leckeren Frühstück in den Tag starten. Was glauben Sie, wie gut Ihnen das dann schmecken wird, wenn Sie die paar Stunden am Abend ohne feste Nahrung durchhalten!

b) Tipps zur Anwendung
Wie häufig Sie das Abendessen weglassen, entscheiden ganz alleine Sie. Für kurzfristige Abnehmerfolge sollte man Dinner-Cancelling zwei Wochen am Stück durchführen. Für einen langfristigen Nutzen hat es sich bewährt, regelmäßig zwei- bis dreimal pro Woche nach 17 bzw. 18 Uhr nichts mehr zu essen.

Ich habe mir angewöhnt, mein Abendessen regelmäßig ausfallen zu lassen. Da sich mein Stoffwechsel schnell umstellt, habe ich nach zwei bis drei Tagen Dinner-Cancelling abends sowieso keinen Hunger mehr und es fällt leicht weiterzumachen. Andererseits ist der abendliche Verzicht aufs Essen nicht immer gesellschaftstauglich, so dass gelegentliche Ausnahmen die Sache vereinfachen.

Wenn Sie die Erfolge optimieren möchten, sollten Sie die letzte Mahlzeit aus leicht verdaulichen und kalorienarmen Nahrungsmitteln zusammenstellen. Wer sich um 18 Uhr den Magen mit Pommes, Pizza oder einem Hackbraten vollschlägt, der kann natürlich nicht die gleichen Ergebnisse erwarten, wie jemand, der stattdessen eine Gemüse-Reis-Pfanne, einen großen Salatteller oder Pellkartoffeln bevorzugt.

c) Die Vorteile von Dinner Cancelling (DC):

- DC ist einfach umsetzbar, zeitsparend und kostengünstig.

- DC ist nach Belieben abwandelbar und mit anderen Methoden wie Trennkost, Glyx usw. kombinierbar.

- DC ist effektiv. Wer zwei- bis fünfmal pro Woche eine Mahlzeit ausfallen lässt, spart zwischen 600 bis 1500 Kalorien. Das lässt überflüssige Pfunde im Nu dahin schmelzen – und das ohne jegliche Ernährungsumstellung!

- Wer mit leeren Magen zu Bett geht, produziert in der Nacht mehr „Schlankheits- und Anti-Aginghormone"!

- DC macht nicht nur schlank, sondern hält auch jung und frisch.

- DC fördert eine erholsame Nachtruhe.

Mir hat Dinner-Cancelling nicht nur geholfen, überflüssige Pfunde zu verlieren, sondern hat auch mein Selbstvertrauen gestärkt. Jedes Mal, wenn es mir gelungen ist, mein Abendessen ausfallen zu lassen, habe ich mehr Vertrauen in mich selbst bekommen. Heute weiß ich, dass ich in der Lage bin, mein Essverhalten zu steuern und ich nicht zwangsläufig der Sklave meiner Gelüste sein muss. Eine für mich sehr erleichternde und befreiende Feststellung. Dinner Cancelling kann einen guten Einstieg für solche Erfahrungen bieten.

Intermittierendes Fasten –
Das Wichtigste im Überblick

Verlegen Sie Ihre Essensphase auf 4 bis 8 Stunden am Tag. In den restlichen Stunden verzichten Sie auf feste Nahrung und trinken entweder kalorienarme Flüssigkeiten oder essen etwas Obst, Gemüse, ein paar Trockenfrüchte oder Nüsse. Durch regelmäßig eingelegte Minifasteneinheiten wird der Stoffwechsel angekurbelt und die Fettverbrennung aktiviert.

1. Die Steinzeitdiät

Essen Sie tagsüber so wenig wie nötig. Stillen Sie aufkommenden Hunger zunächst mit Wasser, ungesüßtem Tee oder Säften. Erst, wenn das nicht ausreicht, greifen Sie zu frischem Obst und Gemüse, Nüssen oder Trockenobst. Am Abend dürfen Sie dann richtig zulangen. Und zwar ohne Beschränkung in Auswahl und Menge. Für noch bessere Ergebnisse beginnen Sie Ihr Abend-Schlemm-Gelage mit einer großen Portion Frischkost oder gegartem Gemüse und greifen erst danach zu Ihren Lieblingsspeisen.

2. Dinner Cancelling

Essen Sie den Tag über wie gewohnt. Verlegen Sie das Abendessen auf die Nachmittagsstunden oder lassen Sie es ganz ausfallen. Das wird die überflüssigen Pfunde zum Schmelzen bringen.

Fazit Kapitel 2, 3. 4 und 5

Jetzt haben Sie wertvolle Informationen zur Hand, wie Sie auf der körperlichen Ebene sinnvoll ansetzen können, um die Gewichtsabnahme voranzutreiben. Suchen Sie sich in aller Ruhe aus jeder Kategorie genau die Methode heraus, die Ihnen momentan am meisten zusagt, vielleicht weil sie Ihnen besonders ins Auge springt oder sie am besten zu Ihren Vorlieben passt.

Testen Sie die von Ihnen ausgewählten Varianten eine Weile lang und hören Sie dabei wie immer auf Ihr Bauchgefühl. Scheuen Sie sich nicht die hier gegebenen Anregungen nach Belieben abzuwandeln und Ihren eigenen Weg zu finden. Sichtbare und vor allem fühlbare Erfolge werden dann nicht lange auf sich warten lassen, es sei denn, Heißhunger und Gelüste machen Ihnen einen Strich durch die Rechnung.

Denn, was helfen selbst die besten Tipps und Tricks zum Abnehmen, wenn Heißhunger und Gelüste aufkommen und selbst die ernst gemeintesten Abnehmpläne sabotieren?

Wenn es Ihnen auch so geht, dass Sie dem reichhaltigen Angebot verlockender Köstlichkeiten nur schwer widerstehen können und bei aufkommenden Gelüsten nur allzu gerne die Kontrolle darüber abgeben, dann könnte das folgende Kapitel interessante Lösungsmöglichkeiten für Sie bieten.

Kapitel 6: Gelüste, Heißhunger und Co –
Wenn der Appetit uns im Griff hat

Viele, die abnehmen wollen, wissen, dass sie zu oft zu viel von dem Falschen essen, dennoch lässt sich dieser Kreislauf nur schwer durchbrechen. Heißhungergefühle, aufsteigende Gelüste, die starke Sehnsucht nach einer ganz bestimmten Speise und die ständige Verfügbarkeit kalorienreicher Köstlichkeiten, machen so manch einem von uns das Leben schwer.

Wer dazu neigt zu viel von dem Falschen zu essen, obwohl er abnehmen möchte, sucht die Gründe dafür oft bei sich selbst, zweifelt an der eigenen Willensstärke, hält sich für undiszipliniert oder zügellos. Auch ich war jahrelang der Überzeugung, dass die Wurzel meiner Essens- bzw. Figurprobleme in meinem „schwachen Charakter" zu finden sein müsste, und war schon kurz davor mein Abnehm-Vorhaben endgültig aufzugeben und mich mit einem pfundigeren Leben abzufinden, bis mir glücklicherweise eines Tages die tieferliegenden Zusammenhänge bewusst geworden sind. Heute bin ich der festen Überzeugung, dass jegliches „übermäßige" Verlangen, bei dem wir zum Sklaven unserer Gelüste werden, nur selten mit Willensschwäche oder mangelnder Disziplin zu tun hat, sondern vor allem durch andere Faktoren hervorgerufen werden kann.

I. Hintergründe aufdecken

Unsere Essensvorlieben richten sich nicht allein nach dem Geschmack, sondern werden durch viele weitere Komponenten beeinflusst. Emotionale Verstrickungen, die Macht der Gewohnheit, akuter Nährstoffmangel und Substanzen in der Nahrung, die unsere Körperchemie beeinflussen, bestimmen Appetit und Verlangen in einem nicht zu unterschätzendem Maße. Diesen „Kampf" kann man allein mit mehr Willensstärke und Disziplin nicht gewinnen. Nur, wenn wir die tieferliegenden Gründe hinter unserem Essverhalten ergründen und die Ursachen an der Wurzel packen, haben wir die Chance zu einem harmonischen Essverhalten zurückzufinden – ein Essverhalten, das unsere Sinne befriedigt und zugleich unserer Figur zuträglich ist.

Werfen wir also einen Blick auf die verborgenen Verstrickungen hinter unserem Essverhalten, lösen wir sie auf und werden wir so wieder Herr der Lage!

1. Die Macht der Gewohnheit

Gewohnheiten können machtvoll sein. Das weiß wohl jeder, der schon einmal versucht hat eine unliebsame Angewohnheit hinter sich zu lassen. Und das ist auch ganz logisch. Gewohnte Verhaltensweisen lösen im Gehirn chemisch-neuronale Prozesse aus, die uns ein Gefühl von Sicherheit, Vertrautheit und Geborgenheit vermitteln. Wenn alles ist, wie es immer war, muss es in Ordnung sein, so die evolutionsbedingte Interpretation unseres Gehirns. Unser Nervensystem kann entspannen und wir fühlen uns gut.

Ähnlich funktionieren auch unser Geschmackssinn und unser Appetit. Sie gewöhnen sich an (fast) alles, was wir wiederholt ausführen. So ist es kein Wunder, dass gerade die Gerichte, Marken oder Essriten, die wir schon seit Kindheitstagen oder seit vielen Jahren kennen, eine besondere Anziehungskraft auf uns ausüben.

So essen viele von uns einfach, weil es an der Zeit ist und die Uhr 12 schlägt, oder wir uns an drei geregelte Mahlzeiten am Tag gewöhnt haben. Zum Frühstück gibt es Brot, zum Mittagessen muss es eine warme Mahlzeit sein, zum Nachtisch verlangt es uns nach etwas Süßem und an Festtagen darf ohne Beschränkung geschlemmt werden. Und überhaupt folgen wir dem, was in unserer Familie und Kultur als üblich und gewohnt gilt – und zwar ohne, dass wir uns je Gedanken darüber gemacht hätten, ob diese Vorgehensweisen unserem eigenen Naturell entsprechen und förderlich für uns sind.

Befreien Sie sich von den Weisheiten, die andere Ihnen eingetrichtert haben, und experimentieren Sie lieber für sich selbst. Jede Ernährungsempfehlung, die Allgemeingültigkeit für sich beansprucht, kann dem Aspekt der Einzigartigkeit der Lebensumstände jedes Einzelnen von uns nicht gerecht werden.

Wir alle sind Wesen mit individuellen Bedürfnissen und das sollte sich auch in einer einzigartigen Ernährungsweise widerspiegeln.

a) Die Macht der Gewohnheit – Bin ich betroffen?

Die Macht der Gewohnheit kann uns alle packen, allerdings sind einige Charaktere besonders anfällig dafür.

Wenn Sie auch in anderen Lebensbereichen lieber auf Nummer sicher-gehen und Risiken meiden, Sie eher der Typ sind, der gerne am Gewohn-ten festhält und sich nur selten an etwas Neues heranwagt, könnte es sein, dass Sie in Sachen Ernährung ähnlich agieren.

Vielleicht brauchen Sie nur wenig Abwechslung auf dem Speiseplan, ge-hen vorzugsweise in zwei oder drei Stammrestaurants, bestellen dort immer das gleiche Gericht und überhaupt sind Sie kein Fan kulinarischer Experimente und halten sich lieber an das Motto „Was der Bauer nicht kennt, das isst er nicht". Dann könnte die Macht der Gewohnheit eine Rolle spielen.

Statt weiterhin einen großen Bogen um neue Rezepte und Produkte zu machen, ist die Zeit dann reif das Repertoire an Standardgerichten zu erweitern. Wenn wir immer nur das essen, was wir gewohnt sind und aus Bequemlichkeit nichts Neues ausprobieren, wer garantiert uns dann, dass wir dabei nichts verpassen?

Anregung 10: Selbstbeobachtung: Freier Wille oder Automatismus?

Falls Sie vermuten, dass die Macht der Gewohnheit für einen Teil Ihrer Probleme verantwortlich sein könnte, kann es hilfreich sein, Ihr Essver-halten für ein bis zwei Wochen genau zu beobachten. Ist Ihr freier Wille oder doch eher die Macht der Gewohnheit ausschlaggebend für Ihre Ent-scheidungen?

- Beobachten Sie sich beim Einkaufen: Wählen Sie die Produkte nach Lust und Laune aus oder kaufen Sie mit Plan und Liste ein und befüllen Sie Ihren Einkaufswagen routinemäßig?

- Spüren Sie vor dem Essen in sich hinein, um herauszufinden, worauf Sie Lust haben oder greifen Sie ganz automatisch zu Speisen, die Sie gewohnt sind zu essen oder praktischerweise gerade verfügbar sind?

- Wählen Sie im Restaurant nur Gerichte, die Sie bereits kennen, oder lauschen Sie auf Ihren Bauch, ob er im entsprechenden Moment irgendwelche Vorlieben hat?

- Warten Sie mit dem Essen, bis Sie wirklich Hunger haben oder essen Sie, weil es an der Zeit ist?

- Haben Sie wirklich Lust auf den Nachtisch oder sind Sie es einfach nur gewohnt, die Mahlzeit mit etwas Süßem zu beenden?

- Müssen Kaffee und Tee stets mit Zucker gesüßt werden, der Durst mit Softgetränken gestillt werden oder könnten Sie sich auch an den Geschmack von purem Kaffee, Tee und Wasser gewöhnen?

- Packen Sie sich Ihre Teller immer gleich voll, weil Sie es so gewohnt sind oder fragen Sie sich vor dem Essen, wie groß Ihr momentaner Hunger ist, und passen die Menge entsprechend an?

Gehen Sie Ihren Handlungen auf den Grund und achten Sie darauf, in welchen Angelegenheiten rund ums Thema Essen Sie automatisch, routiniert und gewohnheitsmäßig handeln und wann Sie wirklich frei aus dem Moment heraus entscheiden. Unsere persönliche Optimal-Ernährung finden wir kaum, wenn wir allein unseren eingefleischten Gewohnheiten folgen.

Machen wir uns also bewusst, dass wir zumindest einige unserer kulinarischen Höhepunkte und so manche Verhaltensweisen nicht unbedingt aus freien Stücken gewählt haben, sondern Gewohnheiten eine nicht zu unterschätzende Rolle spielen. Das ändert zwar noch nichts an unserem momentanen Geschmacksempfinden, erhöht jedoch die Bereitschaft offen für Neues zu sein. Nur, wenn wir bereit sind, uns auf kleine Experimente einzulassen, haben wir die Chance, wieder zu einem individuell optimalen Essverhalten zu finden.

b) Gewohnheiten lassen sich ändern

Die gute Nachricht für alle Gewohnheitstiere: Gewohnheiten lassen sich ändern. Aus allem, was wir lange genug wiederholen, entsteht mit der Zeit eine neue Gewohnheit, die uns dann genauso zufrieden stellt, wie zuvor die alte, aber weniger figurfreundliche Angewohnheit. Indem wir die Macht der Gewohnheit für unsere Zwecke nutzen und immer mal wieder etwas Neues in Sachen Ernährung ausprobieren, können wir uns langfristig ein neues und förderlicheres Verhalten angewöhnen.

Anregung 11: Vom Gewohnheitstier zum Experimentierfreund

Gewohnheitstieren empfehle ich, in Sachen Ernährung experimentierfreudiger und neugieriger zu werden. Denn, wie ich bereits erwähnte, wer garantiert uns, dass wir nichts verpassen, wenn wir immer nur das essen, was wir gewohnt sind und aus Bequemlichkeit nichts Neues ausprobieren?!

- Wählen Sie aus dem reichhaltigen Angebot der uns zur Verfügung stehenden Lebensmittel und erweitern Sie Ihre Geschmackserlebnisse um neue Gaumengenüsse. Sicherlich finden Sie bei jedem Einkauf ein Gewürz, eine exotische Obstsorte oder eine andere Kleinigkeit, die Sie bisher noch nicht gekostet haben. Wie wär´s zum Beispiel mit Kurkuma, Kreuzkümmel, Quinoa, Amaranth, Tofu, Tempeh, Kokosnussprodukten oder Meeresalgen?

- Kochen Sie wieder verstärkt selbst und probieren Sie jede Woche ein neues Rezept aus. Anregungen finden Sie im Internet, in Zeitschriften und Kochbüchern. Lassen Sie sich dabei auch von der Küche anderer Länder inspirieren. Inder, Thailänder, Marokkaner oder Italiener haben ihre jeweils ganz eigenen Geschmackskreationen zu bieten.

- Gewöhnen Sie sich an bei Restaurantsbesuchen und Einladungen wenigsten einen Bissen von für Sie bisher unbekannten Gerichten zu probieren. Selbst Kombinationen, die uns auf den ersten Blick irritieren, können lecker schmecken. So zum Beispiel ein Currygericht mit Rosinen und Ananas oder ein Schokoladenkuchen mit Avocados.

- Falls Sie ein Fan von Limonaden, Cola oder anderen gesüßten Erfrischungsgetränken sind, lohnt sich die Umgewöhnung auf reines Wasser. Das löscht nicht nur den Durst viel besser, sondern hat auch keine Kalorien.

Und nicht nur mit neuen Nahrungsmitteln und Rezepten lässt sich experimentieren. Probieren Sie auch einmal, wie sich Veränderungen in Ihrem Essensrhythmus und anderen Essgewohnheiten auswirken.

- Wenn Sie zum Beispiel noch nie ein Frühstückstyp waren, sich jedoch im Laufe der Jahre angewöhnt haben, morgens wenigstens eine Kleinigkeit zu essen, probieren Sie aus, wie es sich anfühlt, wenn Sie das Frühstück für ein paar Tage ausfallen lassen oder bloß zu frischem, saftigen Obst am Morgen greifen.

- Wer behauptet, dass morgens und abends Brot oder Müsli auf dem Tisch zu stehen haben und es mittags eine warme Mahlzeit geben muss? Vielleicht sind Sie schon morgens ab 5 Uhr früh auf den Beinen und der erste große Hunger meldet sich gegen 10 Uhr. Wenn Sie dann Lust auf etwas Gekochtes haben, was spricht dagegen, diesem Wunsch nachzugeben?

- Auch die Ansicht, zu später Stunde zu essen, sei schlecht, ist keine allgemeingültige Regel. Wer sich den ganzen Tag zu viel gönnt, weil er ja ab 18 Uhr nichts mehr zu sich nehmen möchte, eigentlich aber lieber abends isst, fährt wahrscheinlich besser damit, wenn er stattdessen den Tag über nur wenig isst und sich abends seine Hauptmahlzeit gönnt.

- Oder schauen Sie, was passiert, wenn Sie nicht wie gewohnt nach dem Essen noch ein Stück Schokolade oder ein paar Kekse naschen, die Zwischenmahlzeiten auslassen oder auf das Stück Kuchen am Nachmittag verzichten. Vielleicht bringt Ihnen das langfristig gesehen weit aus mehr Vorteile als der kurzweilige Gaumenschmaus zwischendurch.

- Testen Sie außerdem, wie es sich auswirkt, wenn Sie jeden Bissen nach den Regeln der Kaukunst bearbeiten. Vielleicht gibt sich Ihr Magen dann ja auch mit weit aus kleineren Portionen zufrieden als gewöhnlich?

Bitte beachten: Bei allen Änderungen, die Sie vornehmen, ist es sinnvoll, sich auf eine etwas tückische Umstellungszeit von zwei bis drei Wochen gefasst zu machen. So lange dauert es gewöhnlich bis sich alte Verhaltensmuster auf etwas Neues einlassen und die dabei aktiven Gehirnvorgänge angepasst sind. Erst dann sind wir in der Lage objektiv zu beurteilen, ob uns die Änderungen gut tun oder nicht. Zuvor laufen wir Gefahr, dass ein Teil in uns an der alten Gewohnheit festhalten möchte und wir daher vorschnell ablehnend auf unser neues Verhalten reagieren. Also ruhig mal zwei, drei Wochen durchhalten, den Schweinehund überwinden und dann erst Fazit ziehen. Es lohnt sich!

Heißhunger durch die Macht der Gewohnheit –
Das Wichtigste im Überblick

Typisch für Gewohnheitstiere ist:

- sie bevorzugen ihre Standardgerichte und -produkte

- sie essen meist so, wie sie es aus der Kindheit und von ihrem Umfeld her kennen

- sie sind keine Fans kulinarischer Experimente

- sie haben in der Regel zwei bis drei Lieblingsrestaurants

- und sie leben nach dem Motto: „Was der Bauer nicht kennt, das isst er nicht."

- auch in anderen Bereichen halten sie gerne an gewohnten und bekannten Dingen fest und stehen Neuem gegenüber zunächst einmal skeptisch gegenüber

Die Aufgabe für Gewohnheitstiere lautet:

- Gewohnheiten überdenken und sich überlegen, welche Verhaltensweisen unhinterfragt von anderen übernommen wurden, und welche davon dem Ziel der Gewichtsabnahme entgegenstehen, um diese dann gegen neue figurfreundlichere Alternativen auszutauschen

- neue Rezepte ausprobieren

- bisher unbekannte Lebensmittel und Produkte testen

- mit dem Essensrhythmus experimentieren

- die Macht der Gewohnheit für die eigenen Zwecke nutzen und den Schweinehund für eine Weile überwinden, um so neue, för-

2. Suchtähnliche Wirkung von Nahrungsmitteln

Wer zum ersten Mal davon hört, dass Substanzen in der Nahrung zu sucht-ähnlichem Verlangen führen können, hält das nicht selten für übertrieben. Wenn man dabei jedoch berücksichtigt, dass hierbei von Substanzen die Rede ist, die so in der Natur nicht vorkommen, weil sie chemisch aufbereitet und stark verarbeitet wurden, wird klar, dass es sich dabei um Dinge handelt, die sicher nicht als Nahrung für den Menschen vorgesehen waren und zwangsläufig zu Irritationen im Körper führen müssen.

Vor allem Geschmacksverstärker, Aromen, Farbstoffe, Emulgatoren, aber auch alles, das durch Raffination gewonnen wurde, wie Weißmehl, Kochsalz, konzentrierte Fette oder isolierter Zucker, Frittiertes und Angebratenes kön-nen eine mit Tabak, Koffein oder Alkohol vergleichbar starke Wirkung auf unsere innere Körperchemie haben. Die Folge sind derart starke Gelüste auf bestimmte Gerichte oder Produkte, die sich kaum allein durch Willensstärke unterbinden lassen.

Und das ist auch ganz logisch. Alles, was wir essen, wirkt über das Zentral-nervensystem auch auf unser Gehirn und setzt damit die Ausschüttung be-stimmter Botenstoffe frei, die uns zufrieden, glücklich und behaglich fühlen lassen. Essen wir nun Produkte, die die Produktion von diesen Wohlfühl-Stoffen übermäßig anregen, kann es beim regelmäßigen Verzehr zu einer Art Gewöhnung kommen. In immer kürzeren Abständen brauchen wir immer mehr von den entsprechenden Dingen, um dem anfänglichen „Kick" nahe zu kommen. Unsere Zellen „schreien" förmlich nach diesen „Stimmungsauf-hellern" und geben erst Ruhe, bis wir diesem Drang nachgegeben haben.

Ob gezielt oder ungezielt, die Lebensmittelindustrie bringt ständig neue Pro-dukte auf den Markt, die die Ausschüttung von Glücks- und Wohlfühlhor-monen anregen, Appetit und Sättigungsgefühle irritieren und uns so kurz über lang regelrecht süchtig werden lassen.

a) Suchtcharakter von Lebensmitteln – Bin ich betroffen?

Ein übermäßiges Verlangen ausgelöst durch den Suchtcharakter von Lebensmitteln geht in der Regel einher mit einer Vorliebe für ganz spezielle Speisen und Produkte, die täglich oder zumindest mehrmals wöchentlich auf dem Speiseplan stehen. Meist handelt es sich dabei um stark verarbeitete und kalorienreiche Produkte wie Fast Food, Tiefkühlkost, Pasta, Süßigkeiten oder Ähnliches.

Gibt es ein, zwei, vielleicht auch mehrere Nahrungsmittel, von denen Sie sich wie magisch angezogen fühlen? Produkte, von denen Sie einfach nicht genug bekommen können und an denen Sie sich häufig überessen?

Typischerweise fällt es schwer nach dem ersten Bissen der betreffenden Dinge wieder aufzuhören und eine Art Zwang veranlasst uns dazu, mehr davon zu essen, als uns gut tut. Auf eine Rippe Schokolade folgt die ganze Tafel, nach einer Portion Nudeln verlangt es uns nach einem Nachschlag, aus einem Stück Kuchen werden zwei oder drei und aus einer Handvoll Chips oder anderen Knabbereien die ganze Tüte.

Manchmal gehen diese Verstrickungen auch so weit, dass wir nur dann beruhigt sind, wenn die Vorratskammer mit den entsprechenden Dingen gut gefüllt ist und wir auch für unterwegs oder auf Reisen für Nachschub vorgesorgt haben. Und manchmal nehmen wir sogar Um- bzw. Extrawege in Kauf oder sind bereit überteuerte Preise (z. B. an Tankstellen) zu bezahlen, um an das Objekt unserer Begierde zu kommen.

Es ist aber auch möglich, dass uns unser „Suchtverhalten" schon aufgefallen ist und wir ihm in gelegentlichen Abständen den Kampf ansagen. Wir nehmen uns dann vor, die betreffenden Produkte strikt zu meiden und versuchen einen großen Bogen um sie zu machen. Meist hält der gute Vorsatz jedoch nicht lange und schneller als uns lieb ist, geben wir uns unseren Gelüsten geschlagen.

b) Ausweg aus dem Teufelskreis

Wenn Ihnen diese Schilderungen bekannt vorkommen, haben Sie vermutlich schon mehr als einmal festgestellt, dass Sie gegen solche Gelüste auf lange Sicht machtlos sind. Gut möglich, dass Sie dem Suchtcharakter einiger Lebensmittel verfallen sind. Gewissheit bringt dann eine kleine Testphase, in der Sie versuchen die betreffenden Produkte wegzulassen.

Sollte bei diesem Test das Verlangen nach der weggelassenen Speise schon wenige Stunden nach Ihrem Versuchsstart so stark sein, dass Sie Ihr Vorhaben abbrechen müssen, spricht Einiges dafür, dass die Nahrung Sie im Griff hat und nicht umgekehrt. Schließlich sollte es kein Problem sein, ein oder zwei Tage lang mithilfe unserer Willenskraft auf bestimmte Produkte oder Gerichte zu verzichten, selbst wenn diese uns gut schmecken und wir sie gewöhnlich gerne regelmäßig essen.

Und auch, wenn Sie während des „Entzuges" das Gefühl haben mit anderer Nahrung nicht richtig satt zu werden, unter Kopfschmerzen, Gereiztheit, Nervosität oder Unwohlsein leiden, sind das Anzeichen dafür, dass Ihr Körper mit suchtähnlichem Verlangen reagiert und es interessant sein könnte, was passiert, wenn Sie Ihren Körper von dieser Speise immer mehr entwöhnen.

c) Das macht süchtig

Einige Lebensmittel und Produkte sind aufgrund ihrer Beschaffenheit besonders dazu prädestiniert ein suchtähnliches Verlangen auszulösen. Zu den typischen Suchtmitteln gehören:

- Mit Emulgatoren, Geschmacksverstärkern, Farbstoffen und sonstigen Zusätzen versehene Fertigprodukte aller Art wie Tiefkühlkost, Konserven, Tütengerichte, Süßigkeiten, Gebäck, Kuchen, Fertigsoßen und fertige Salatdressing, …

- zucker- oder süßstoffhaltige Produkte wie Süßigkeiten, Schokolade, Kuchen, Gebäck, Kekse, Bonbons, Kaugummis, Ketchup, Konserven, Softdrinks, Alkoholika, …

- Salzhaltige Knabbereien wie Chips, Salzstangen, Flips, gesalzene Nüsse, …

- Weißmehlprodukte wie Nudeln, Pizza, Brot, Kuchen, Brötchen, Brezeln, Kaffeestückchen, Toast, Kekse, …

- tierische Produkte wie Fleisch, Wurst, Milch, Käse, Butter, Sahne, Joghurt, Puddings, Eiscreme, …

- Softdrinks wie Limonaden, Cola, Red Bull, …

- Frittiertes wie Pommes Frites, Chicken Mac Nuggets, Kroketten, …

- Light- und Diätprodukte

Anregung 12: Suchtstofffasten zur schrittweisen Entwöhnung

Falls Sie vermuten oder davon überzeugt sind, dass Sie anfällig für den suchtähnlichen Charakter von diesen oder anderen Lebensmitteln sind, kann ich es Ihnen nur wärmstens ans Herz legen, immer mal wieder phasenweise zu versuchen so lange wie möglich auf die entsprechenden Produkte zu verzichten.

Aus eigener Erfahrung weiß ich natürlich, dass das leichter gesagt als getan ist, dennoch lohnt sich ein Suchtstofffasten in jedem Fall. Nach und nach regulieren sich Verlangen und Appetit und Sie können wieder frei entscheiden, was, wann und in welcher Menge gegessen wird, ein wirklich unersetzbares Gefühl!!

Sie müssen ja nicht gleich alle „Suchtspeisen" auf einmal weglassen. Auch über die Dauer und Häufigkeit Ihrer Experimente entscheiden einzig und alleine Sie selbst. Ein „Suchtstofffasten" macht nur Sinn, solange es von Neugier und Freude begleitet wird. Sobald der Eindruck von Verzicht und Einschränkung zu groß wird und Ihre Laune dauerhaft darunter leidet, können Sie die Testphase mit gutem Gewissen beenden. Auch kleine Unterbrechungen verfehlen ihre Wirkung nicht. Starten Sie dann lieber bald darauf einen neuen Versuch, bei dem es Ihnen vielleicht schon länger gelingt am Ball zu bleiben.

Und wer sagt überhaupt, dass während des Suchtstofffastens nicht genussvoll geschlemmt werden darf?! Schließlich gibt es für alles – und ich meine für wirklich alles – eine geschmacklich gleichwertige und weniger süchtig machende Alternative.

Wenn Sie sich gleichzeitig zum Suchtstofffasten auf die Suche nach geschmacklich gleichwertigen, aber gesünderen bzw. kalorienärmeren Alternativen machen, bekommen Ihre Zellen die Chance sich nach und nach zu reinigen und sich an wohltuendere Speisen zu gewöhnen. Nicht nur Ihre Figur wird es Ihnen danken!

d) Alternativen finden

→ **Für Naschkatzen:**

Dass konzentrierter Zucker in allen erhältlichen Formen schädlich für unsere Gesundheit ist, Heißhungerattacken und Übergewicht fördert, Karies und Diabetes verursachen kann, weiß mittlerweile wohl jeder. Wer die Finger trotzdem nicht von Süßigkeiten lassen kann, der braucht nicht zu versagen, denn es gibt wirklich gesunde Alternativen.

• **Das süße Wunderkraut Stevia**

Vielleicht haben Sie schon einmal von diesem aus Südamerika stammenden Wunderkraut gehört. Stevia-Produkte eignen sich hervorragend zum Süßen und werden in Asien und Amerika schon seit Jahren verschiedenen Süßigkeiten und Backwaren zugesetzt. Seit Kurzem ist Stevia auch in Europa als Lebensmittel zugelassen und öffnet die Toren zu reuelosem Süß-Genuss.

Stevia ist kalorienarm, für Diabetiker geeignet, karieshemmend und bringt auch sonst, in ganzheitlicher Form belassen, für die Gesundheit wesentliche positive Aspekte mit sich – perfekt also für alle, die ohne schlechtes Gewissen süßen wollen. In den Ursprungsländern werden die Blätter der Pflanze schon seit jeher zur Wundheilung verwendet und zur Regulation des Blutdrucks eingesetzt. Mit Stevia kann man backen, kochen oder Getränke, Müslis und Joghurts süßen.

Erhältlich ist Stevia als Pulver, Sirup, Flüssigkeit, in Drageeform oder als natürlichste Variante in Form von getrockneten Blättern der Pflanze. In der EU dürfen Stevia-Blätter allerdings nur als kosmetisches Mittel bezogen werden, weil darauf kein Patent angemeldet und daher auch kein großes Geld mit ihnen verdient werden kann. Nur, die für die Süße verantwortlichen Stevisiod-Moleküle dürfen ab sofort als Lebensmittelzusatz vertrieben werden. Zu beziehen sind Stevia-Produkte in Bioläden, großen Supermärkten, Drogerien oder zahlreichen Internetshops.

Falls Sie beim ersten Ausprobieren nicht sofort mit dem Geschmackserlebnis zufrieden sein sollten, lohnt es sich verschiedene Anbieter und Produkte zu testen. Je nach Anbaubedingungen und Verarbeitung können sich Stevia-Produkte zum Teil erheblich in ihrem Eigengeschmack unterscheiden. Weil die extrahierten Produkte zudem extrem süß sind, ist die Dosierung etwas gewöhnungsbedürftig. Ich zum Beispiel verwende die Blätter der Pflanze zum Süßen von Tee und gebe in kalte Getränke, Müslis oder Salatsoßen eine Prise Stevia Instant, das wasserlöslich ist und leicht nach Karamell schmeckt. Wenn ich etwas backe, süße ich allerdings lieber mit Xylit, einem aus Birke oder Mais gewonnenen Fruchtzucker. Denn zum einen ändern sich die Volumenverhältnisse, das heißt man kann Zucker nicht eins zu eins durch Stevia ersetzen, und zum anderen halte ich das weiße Stevia-Pulver für ein hoch verarbeitetes Extrakt, das mit meinem ganzheitlichen Blickwinkel nicht zu vereinbaren ist.

- **Xylit**
  Der Wirkstoff Xylitol wird aus der Rinde der Birke gewonnen und schmeckt so süß wie Zucker. Das kristalline Pulver gleicht sowohl in Optik, Geschmack als auch in der Handhabung dem üblichen Haushaltszucker, hat dabei aber etwa 40 Prozent weniger Kalorien und soll sogar die Neubildung von Karies verhindern. Xylit ist damit ein optimaler Ersatz zum Süßen von Tee, Kaffee oder zum Herstellen von Kuchen, Gebäck und Plätzchen. Erhältlich ist Xylit übers Internet oder auf Anfrage in Ihrem Bioladen.

- **Bananen**
  Bananen eigenen sich hervorragend um die süße Lust zu stillen. Egal, ob pur aus der Hand oder in einem Shake genossen, Bananen schmecken nicht nur lecker, sondern versorgen uns gleichzeitig mit lebenswichtigen Nährstoffen.

  Für einen köstlichen Bananen-Shake geben Sie je nach Größe zwei oder drei Bananen in ein Gefäß, fügen 250 ml (Pflanzen-)Milch hinzu und pürieren alles mit einem Mixstab cremig. Fertig ist ein in Windeseile hergestellter Bananen-Shake. Besonders lecker wird es, wenn Sie etwas Kokosmilch, eine Prise Vanille oder Zimt hinzufügen.

- **Trockenfrüchte**
  Und auch Trockenfrüchte können die Lust auf Süßes befriedigen. Statt Schokolade, Kekse oder andere Süßigkeiten sollten Sie Ihren Vorratsschrank besser mit getrockneten Datteln, Feigen, Rosinen, Aprikosen oder anderen Trockenfrüchten Ihrer Wahl füllen. Das schmeckt nicht nur lecker, sondern ist auch so viel gesünder als Produkte, die herkömmlichen Zucker enthalten.

Eine Rezeptidee: Selbstgemachte Energiekugel

Aus Trockenfrüchten lassen sich im Handumdrehen leckere und anschauliche, süße Köstlichkeiten herstellen. Wie wäre es zum Beispiel mit selbstgemachten Energiekugeln?

Weichen Sie dazu 250 g Mandeln mit 100 g entkernten Datteln über Nacht in Wasser ein. Gießen Sie am nächsten Tag das Einweichwasser ab und fügen Sie etwa 30 ml frisches Wasser hinzu. Zerkleinern Sie die Zutaten mit einer Küchenmaschine oder einem stabilen Mixstab, bis eine einheitliche Masse entsteht. Sollten noch Mandel- oder Dattelstücke vorhanden sein, tut das dem Geschmack auch keinen Abbruch.

Formen Sie dann aus dieser Masse kleine Kugeln mit einem Durchmesser von 1 bis 2 cm. Für den letzten Schliff können Sie die Kugeln noch in Kakao oder Kokosraspeln rollen.

Diese Kugeln sind wirklich lecker und variabel nach dem eigenen Geschmack zuzubereiten, da alle Arten von Nüssen und Trockenfrüchten verwendet werden können. Im Kühlschrank halten sich die Kügelchen einige Tage und dienen als leckerer Süßsnack für zwischendurch.

→ **Für Weißmehlfans:**

Was vielen nicht bewusst ist, sämtliche Teigwaren aus Weißmehl wie Brot, Nudeln, Pizza, Kuchen oder Gebäck, entfalten im Organismus eine ähnliche Wirkung wie Zucker – und zwar egal, ob es sich dabei um weiße Weizen-, Dinkel- oder Roggenmehlprodukte handelt. Denn auch darin befinden sich schnell verdauliche Kohlenhydrate, die unseren Insulinstoffwechsel stark durcheinanderbringen. Diabetes, Heißhunger und infolgedessen Übergewicht werden so begünstigt. Leider stehen Produkte aus Weißmehl mittlerweile an der Tagesordnung und wir essen sie wie selbstverständlich fast zu jeder Mahlzeit.

Wenn Sie hier ansetzen möchten, verwenden Sie alternativ zu Weißmehl-waren Produkte, die aus dem vollen Korn gewonnen wurden. Vollkorn-nudeln, -brote oder Süßwaren aus Vollkornmehl sind heutzutage bei vie-len Bäckern und in den meisten Supermärkten erhältlich. Besonders zu empfehlen sind dabei Dinkel- oder Roggenvollkornprodukte statt Waren aus Weizenvollkornmehl. Fragen Sie dabei bitte gezielt nach dem jeweili-gen Vollkornanteil. Denn allein ein paar Körner auf dem Brot oder eine dunkle Farbe sagen leider noch nichts über die Beschaffenheit des ver-wendeten Mehls aus. Und auch in der eigenen Küche lassen sich köstliche Brote, Kuchen, Pfannkuchen oder Kekse aus Vollkornmehl zaubern.

Da die Verwendung von Vollkorn jedoch nicht unumstritten ist, vor al-lem dann, wenn die Körner nicht erst für den Verzehr frisch gemahlen wurden, und auch Gluten, ein Klebereiweiß, der in allen Getreidesorten enthalten ist, zu suchtähnlichem Verlangen führen kann, lohnt sich der völlige Verzicht auf Getreideprodukte. Alternativ dazu verwenden Sie glutenfreie Ware aus Mais- und Reismehl oder Sie stellen um auf soge-nanntes Pseudogetreide.

• Quinoa, Amaranth oder Buchweizen sind als Pseudogetreide gluten-frei und eignen sich hervorragend als schmackhafte Beilage statt Nu-deln oder weißem Reis und können auch in Müslis oder süßen Spei-sen Verwendung finden.

• Herkömmliche Brote lassen sich durch Mais- und Reiswaffeln oder Essenerbrote (Rohkostbrote) ersetzen oder mit einer glutenfreien Mischung aus Mandel-, Leinsamen- und Buchweizenmehl herstellen.

• Aufgrund der steigenden Anzahl an Menschen, die unter einer Glu-tenunverträglichkeit leiden, steigt auch das Angebot an glutenfreien Nudeln, Gebäck und Kuchen. Inzwischen findet sich in fast jedem Supermarkt eine Ecke mit glutenfreien Produkten. Nudeln aus Reis-, Maismehl oder auch auch Kichererbsen oder Linsen haben mich zwar vom Geschmack noch nicht wirklich überzeugt, können aber den Einstieg ins glutenfreie Leben erleichtern.

Wie Sie also sehen, muss auf nichts verzichtet werden. Nach einer kleinen Umgewöhnungsphase lässt sich auch getreide- bzw. glutenfrei hervorragend leben.

Weitergehende Informationen zum Thema glutenfreie Lebensmittel finden Sie im Internet zum Beispiel auf unserer Internetseite, in zahlreichen Büchern und auch das Personal in einem Bioladen oder Reformhaus sollte Sie dazu beraten können.

→ Für Fleisch- und Wurstesser:

Fleisch und andere tierische Produkte werden im Allgemeinen mit vielen Stoffen erst genießbar gemacht. Salz, Gewürzmischungen und natürlich auch Geschmacksverstärker finden sich in den meisten Fleisch- und Wurstwaren. Ganz abgesehen von Hormonen und Medikamenten, ohne deren Einsatz die Nutztierhaltung heute nicht mehr auskommt, und die durch den Genuss von tierischen Produkten natürlich auch in unserem Organismus landen. Alles Stoffe, für die unser Körper keine sinnhafte Verwendung hat, ihn belasten und aus seinem Gleichgewicht bringen.

Zusätzlich verfügen die meisten tierischen Produkte über einen hohen Fettanteil und weisen ein für den Menschen ungünstiges Verhältnis an Phosphat und Kalzium auf. Wissenschaftliche Untersuchungen bestätigen immer wieder, dass Eiweiß und Fette aus Tierprodukten das Entstehen diverser Krankheiten wie Herz-Kreislauf-Problemen, Gicht und Osteoporose provozieren und die Schlackeneinlagerung begünstigen. Eine rein pflanzliche, sprich vegane Ernährung unterstützt also nicht nur bei einer Gewichtsabnahme, sondern fördert auch noch die Gesundheit. Von den moralischen, ökologischen und ethischen Vorteilen einer solchen Ernährungsweise einmal ganz abgesehen.

Wer gerne weniger Fleisch oder Wurst essen möchte, dem steht mittlerweile eine riesige Auswahl vegetarischer Produkte zur Verfügung. Mit ein bisschen Geduld beim Ausprobieren findet sich darunter wirklich Schmackhaftes. Da wimmelt es nur so von Veggie-Würstchen über Tofuburger, vegetarischer Leberwurst, Pflanzensteaks bis hin zu Sojageschnetzeltem, Lupinenwürstchen oder Seitangulasch – lassen Sie sich von dem vegetarischen Sortiment eines Drogeriemarkts oder Bioladens inspirieren. Selbstverständlich kann man vegetarische Alternativen auch ganz einfach selbst zubereiten.

Rezeptidee: Vegetarische Bratlinge:

Kochen Sie 250 g rote Linsen in einem Topf mit Wasser weich. Tropfen Sie die Linsen mit Hilfe eines Siebes ab. Verrühren Sie nun in einer Schüssel 2 Esslöffel Sojamehl mit 4 Esslöffeln Wasser (das dient als Eiersatz, alternativ können Sie auch 2 kleine Eier verwenden) und geben Sie 6 Teelöffel Hafer- oder Hirseflocken, eine klein geschnittene Zwiebel, die weich gekochten Linsen und etwa 200 ml Wasser dazu. Nun pürieren Sie alles mit einer Küchenmaschine oder einem Mixstab und schmecken mit Salz und Pfeffer nach Belieben ab.

Sollte die Masse zu trocken sein, fügen Sie etwas Wasser hinzu, ist der Teig zu flüssig, geben Sie noch etwas Hafer- bzw. Hirseflocken bei. Dann formen Sie aus dem Teig flache Bratlinge, die Sie in einer Pfanne mit etwas Öl auf mittlerer Stufe von jeder Seite ein paar Minuten anbraten. Wenn die Bratlinge goldbraun sind, sind sie servierfertig.

Dazu passen Backofenkartoffeln mit einem selbstgemachten Ketchup aus frisch pürierten Tomaten, Curry und ein paar Datteln sowie eine große Schale Salat. Und auch pur oder aufs Brot für zwischendurch sind diese Bratlinge ein Genuss.

→ **Für Milch(produkte)fans:**

Ein Glas Milch zum Frühstück gilt nach wie vor als gesunder Start in den Morgen. Leider hält die Milch ihrem guten Ruf nicht Stand. Das in ihr befindliche Kasein ist für den Menschen nicht verdaubar und führt oftmals zu allergischen Reaktionen, man spricht auch von Laktoseintoleranz. Gerade homogenisierte und pasteurisierte Milchwaren fördern das Auftreten von Allergien, Verschleimungen, unreiner Haut und Asthma.

Außerdem gilt zu bedenken, dass Milchprodukte von Natur aus sogenannte Wohlfühlhormone enthalten, die dafür sorgen, dass das Trinken der Milch angenehm und freudvoll ist. Diese opiatähnlichen Stoffe, die in jeder Muttermilch natürlicherweise vorhanden sind, um die Bindung zwischen Kind und Mutter zu stärken, verfehlen natürlich auch dann ihre Wirkung nicht, wenn wir die aus Tiermilch hergestellten Milchprodukte zu uns nehmen. In Käse soll der Gehalt dieser Substanzen besonders hoch sein. Diese opiatähnlichen Substanzen können der Auslöser sein, wenn es schwerfällt, nur ein Stück Käse oder nur ein Schälchen Pudding zu essen.

Überhaupt ist es fraglich, ob der Mensch nach den ersten Lebensmonaten noch Milch trinken sollte. Sehen wir uns in der Natur um, stellen wir fest, dass jedes andere Säugetier nach seiner Saugzeit niemals wieder Milch zu sich nimmt. Sollte die Spezies Mensch hier eine Ausnahme sein? Zudem käme ein Kalb vermutlich nicht auf die Idee, Hunde- oder Ziegenmilch zu trinken. Artfremde Milch trinken nur wir Menschen. Sollte uns das nicht zu denken geben?

Wer seinen Milchbedarf einschränken möchte, der kann sich an Soja-, Nuss-, Reis- oder Hafermilch halten. Alles lecker und mittlerweile sogar in Drogeriemärkten und vielen Discountern erhältlich. Achten Sie dabei auf die Zutatenliste. Denn oftmals sind auch hier Geschmacks- und Süßstoffe zugesetzt. Wählen Sie dann eine Variante, die ohne solche Zusätze auskommt. Puddings und andere Süßspeisen lassen sich mit Milch auf Pflanzenbasis übrigens genauso gut herstellen wie mit herkömmlicher Milch.

Butter, Sahne und Rohmilchprodukte werden gewöhnlich besser als pasteurisierte Milch- oder Käsewaren vertragen. Doch ein paar vegane Tage, während derer Sie sämtliche tierischen Produkte meiden, können durchaus eine Bereicherung für Wohlbefinden und Figur sein.

Da immer mehr Menschen unter einer Laktoseintoleranz leiden oder die Vorteile einer veganen Lebensweise auf Mensch, Tier und Umwelt erkannt haben, bietet auch die Lebensmittelindustrie ein stetig wachsendes Sortiment an Produkten auf Pflanzenbasis an. Süßigkeiten, Eiscreme, Puddings, Backwaren, Käse- oder Fischimitate all das ist auch mit pflanzlichen Zutaten genauso gut möglich. Mehr Informationen dazu in Büchern, auf unserer Homepage oder auf anderen Seiten im Internet.

→ Für Softdrinkfans:

Wer daran gewöhnt ist, seinen Wasserhaushalt vorwiegend über Limonaden, Colagetränke, Eistees oder gesüßte Säfte zu decken, der wird sich nur schwer mit purem Wasser zufriedengeben. Doch leider handelt es sich dabei um wahre Kalorienbomben, denen es an Chemikalien nicht mangelt und die daher einen hohen Suchtcharakter aufweisen. Es lohnt sich dann, gesunde Varianten einmal selbst herzustellen.

Rezeptidee: Selbstgemachte Limonade

Fügen Sie einem Liter Wasser den Saft von 2-5 Orangen und den einer Zitrone hinzu. Damit das Ganze auch richtig schön süß wird, geben Sie noch ein bisschen Stevia oder Xylit hinein.

Nach einer kurzen Umgewöhnungsphase schmecken herkömmliche Softgetränke pappsüß, wohingegen die selbstgemachte Limonade richtig erfrischend und lecker schmeckt.

→ **Für Fans der frittierten Dinge:**
Heutzutage findet sich fast in jedem Haushalt eine Fritteuse und auch in Restaurants und Imbissbuden wird frittiert, was das Zeug hält. Aber, auch wenn es gut schmeckt, für die schlanke Linie ist all das nichts. Zudem sind frittierte Speisen schwer bekömmlich und belasten unseren Verdauungstrakt. Frittiertes Essen ist fast völlig ohne Nährwert und schlägt auf die Hüften. Wenn es Ihnen trotzdem schwer fällt, wegen des Geschmacks darauf zu verzichten, könnte Ihnen dieses Rezept vielleicht weiterhelfen.

Rezeptidee: Backofenkartoffel mit Ofengemüse
Sehr lecker und viel bekömmlicher als Pommes sind Backofenkartoffeln. Schneiden Sie gewaschene (Süß-)Kartoffeln (Bio-Kartoffeln brauchen nicht geschält zu werden) in gleichmäßig dünne Streifen oder Scheiben und bepinseln Sie sie mit einer Mixtur aus Olivenöl, Curry, Salz und Pfeffer. Bei 180°C Umluft im Ofen sind die Kartoffeln nach etwa 45-60 Minuten schön kross gebacken und stehen herkömmlichen Pommes in nichts nach – außer natürlich in der Kalorienmenge;)

Und auch sonst lohnt es sich, mit dem Backofen zu experimentieren. Für leckeres Ofengemüse schneiden Sie Paprika, Zucchini, Auberginen oder anderes Gemüse Ihrer Wahl in dünne Scheiben, bepinseln es mit Öl und schieben die Bleche dann für 10-20 Minuten bei ca. 150°C in den Ofen. Das schmeckt lecker und ist einfach zubereitet.

Generell lohnt es sich gehärtete Fette (Transfette), wie sie in Margarine oder billigen Speiseölen vorkommen oder beim starken Anbraten und Frittieren entstehen, zu meiden und pflanzliche kaltgepresste Öle zu verwenden. Für Salate eignet sich beispielsweise Oliven- oder Sonnenblumenöl und zum Erhitzen ist Kokosöl unschlagbar.

→ **Für Liebhaber von Light- und Diätprodukten**

Light- und Diätprodukte werben mit ihrer niedrigen Kalorienzahl. Sie sind arm an Fett und Kohlenhydraten und liefern damit wirklich weniger Energie als herkömmliche Vergleichsprodukte. Allerdings handelt es sich dabei nicht mehr um wirkliche Lebensmittel, sondern vielmehr um Kunstprodukte. Wer seinem Körper mit solchen leeren Geschmacksträgern täuscht, braucht sich nicht zu wundern, wenn dieser nicht genug bekommt und immer mehr verlangt.

Wenn Sie Lust auf ein Stück Käse oder Kekse haben, wählen Sie lieber die Vollfett- bzw. die mit Zucker gesüßte Variante, statt sich Ihre Gesundheit mit künstlichen Low-Fat-Produkten oder chemischen Süßungsmitteln zu ruinieren.

Fazit

Wie Sie also sehen, gibt es eine Vielzahl von leckeren und schnell zubereiteten Möglichkeiten, gegen die Sie die kritischen Produkte austauschen können – auch, wenn das bedeutet, dass Sie verstärkt selbst kochen müssen. Die Mühe lohnt sich. Wenn Sie Ihre Mahlzeiten wieder selbst zubereiten, wissen Sie nicht nur, was drin ist, ein mit Liebe gekochtes Essen schmeckt auch viel besser als industriell hergestelltes und stark verarbeitetes Fast Food, Mikrowellengerichte, Tütensuppen und anderes Convenience-Food.

Außerdem geht es beim „Suchtstofffasten" ja nicht darum, Lieblingsspeisen endgültig aus dem Ernährungsplan zu streichen, sondern darum, diese einfach ab und an gegen etwas Sinnvolleres auszutauschen, um so zu spüren, ob das Verlagen danach allmählich von ganz allein abnimmt und ob andere Dinge, nicht doch wohltuender sind.

**Heißhunger durch den Suchtcharakter von Lebensmitteln -
Das Wichtigste im Überblick**

Typische Anzeichen für suchtähnliche Verstrickungen sind:

- Bestimmte Speisen und Produkte werden täglich, zumindest 4-5 Mal pro Woche gegessen.

- Nach dem ersten Bissen, fällt es schwer wieder aufzuhören.

- Wenn die Lust aufkommt, ist kein Aufwand zu groß, das entsprechende Produkt zu besorgen.

- Möglicherweise muss Nachschub immer in greifbarer Nähe sein.

- Der Kampf gegen diese Gelüste allein mit Willensstärke bringt – wenn überhaupt – nur kurzfristigen Erfolg.

Zusammenfassend könnte man auch sagen, dass das Essen einen im Griff hat und nicht umgekehrt.

Die Aufgabe lautet:

- Sich mit Neugierde ans „Suchtstofffasten" heranwagen und dabei genau beobachten, was passiert.

- Auf die Suche nach geschmacklich gleichwertigen Alternativen gehen, die weniger süchtig machen.

3. Heißhunger durch Nährstoffmangel

Wenn wir uns die Bio-Chemie unseres Körpers einmal etwas näher betrachten, ist es eigentlich ganz logisch, dass auch Nährstoffmangel zu Heißhunger und Gelüsten führen kann. Damit unser Körper, der ständig damit beschäftigt ist Botenstoffe wie Hormone und Enzyme herzustellen, seine Funktionen korrekt ausführen kann, ist es nicht nur wichtig, dass wir genügend Kalorien als Energietreibstoff zur Verfügung stellen, sondern auch ausreichend

Mikronährstoffe wie sekundäre Pflanzenstoffe, Mineralien, Enzyme, Spuren-elemente, Vitamine usw. aufnehmen. Sobald es zu einem Mangel an diesen lebenswichtigen Substanzen kommt, geben unsere Zellen in Form chemisch-elektrischer Impulse Signale an unser Gehirn ab, um uns durch aufkommen-den Appetit dazu zu bringen, die fehlenden Stoffe zu uns zu nehmen.

Problematisch dabei ist, dass wir bei aufkommendem Hunger oft zu leeren Kalorienträgern wie Fast Food, Weißmehlprodukten, zuckerhaltigen oder fetthaltigen Dingen greifen, die wie der Name schon sagt, zwar viele Kalori-en, aber nur wenig oder kaum Mikronährstoffe beinhalten. Dadurch wird dann zwar unser Bauch gefüllt und wir fühlen uns kurzzeitig satt, doch schon kurze Zeit später bemerken unsere Zellen den Betrug und geben er-neut das Signal „Hunger!". Ein Teufelskreis beginnt.

Heißhunger durch Nährstoffmangel – Bin ich betroffen?

Passiert es Ihnen öfter, dass Sie sich bereits kurze Zeit nach einer reich-haltigen Mahlzeit wieder hungrig fühlen? Sind Sie andauernd am Essen und haben Sie ständig das Gefühl nicht richtig satt oder befriedigt zu sein? Wissen Sie oft gar nicht, worauf Sie genau Lust haben?

Menschen, die den ganzen Tag über am Essen sind, ständig irgendetwas am Knabbern sind und einfach nicht genug bekommen können, leiden häufig an einer Nährstoffunterversorgung, obwohl sie viel und häufig essen.

Wird die Lust auf Nahrung dabei insbesondere durch die oben genannten Produkte mit Suchtmittelcharakter gestillt, verdichtet sich der Verdacht auf einen Nährstoffmangel. Denn die meisten der dort angeführten Dinge sind nährstoffarm und verbrauchen bei ihrer Verdauung von dem kör-pereigenen Nährstoffrepertoire. Wer zusätzlich nur wenig Frischkost isst, ständig auf Diät ist und vielleicht sogar von einer Darmerkrankung betroffen ist, ist sicher gut damit beraten, seine Nährstoffversorgung zu optimieren.

Anregung 13: Mehr Nährstoffe gegen Heißhungerattacken

Ein erster Schritt um die Zufuhr von Nährstoffen zu erhöhen, ist der vermehrte Konsum von frischer, unerhitzter Bio-Kost wie Obst, Gemüse und Salaten. Auch der Verzehr von Nüssen, Keimen, Sprossen und sogenannten Superlebensmitteln (dazu gleich mehr) kann helfen die Versorgung mit Nährstoffen zu verbessern.

Leider ist es so, dass selbst frisches Gemüse und Obst immer nährstoffärmer werden. Konventioneller Anbau mit chemischen Düngemitteln, Monokulturen und der Einsatz von Pestiziden führen dazu, dass unsere Böden immer mehr auslaugen und nur noch einen Bruchteil der Nährstoffe wie noch vor ein paar Jahrzehnten enthalten. Zudem werden viele Nährstoffe durch Methoden zur Haltbarmachung oder beim Erhitzen zerstört.

Und das Bisschen Nährstoffe, das in unserem Inneren landet, kann durch unsere ungesunde Lebensweise verschlackten Darmwände nicht einmal mehr richtig aufgenommen werden!!

So ist es nicht verwunderlich, dass viele unter uns trotz ansteigender Nahrungs- und Kalorienmenge mit Mikronährstoffen unterernährt sind. Es schadet heutzutage kaum jemandem, die Menge an diesen Nährstoffen zu erhöhen. Dadurch können nicht nur Heißhungerattacken gemindert, sondern auch unser psychisches Wohlbefinden und unsere körperliche Leistungsfähigkeit gesteigert werden. Außerdem profitiert auch unser äußeres Erscheinungsbild von einer Extraportion Nährstoffe. Stabile Nägel, straffe Haut und festes Bindegewebe, glänzendes, farbiges Haar, gesunde Zähne und Knochen – all das und vieles mehr hängt von einem gut gefüllten Vitalstoffvorrat ab.

Weil der Verzehr von herkömmlich gezüchtetem Kulturgemüse und -obst, unseren Nahrstoffbedarf nicht garantiert decken kann, lohnt es sich sogenannte **Superlebensmittel** verstärkt in den Speiseplan zu integrieren. Diese Lebensmittel verfügen über einen extrem hohen Nährstoffgehalt und können regelmäßig genossen Heißhungerattacken ausgelöst durch Mangelversorgung vorbeugen. Zu diesen Superlebensmitteln zählen beispielsweise schwarzer Sesam, Kokosnussprodukte, Moringa, Nutzhanf, Maca oder Goji Beeren.

Aber auch ausgewählte Nahrungsergänzungspräparate wie Algen-, oder Aloe Vera-Produkte können sinnvoll sein, um unseren Nährstoffbedarf zu decken. Wichtig ist dabei, dass wir auf Produkte zurückgreifen, die dem Aspekt der Ganzheitlichkeit gerecht werden. Das heißt, es ist besser, wenn das Pulver oder die Tabletten aus der ganzen Pflanze hergestellt worden sind und nicht nur einzelne Pflanzenextrakte enthalten oder gar synthetisch produziert wurden. Zudem sollten solche Produkte schonend gewonnen werden. Am besten verwenden Sie Nahrungsergänzungspräparate, die ein Biosiegel haben und bei Temperaturen unter 42°C Grad hergestellt wurden.

Wenn es Ihnen nicht möglich ist oder Sie es (noch) nicht einsehen, Geld für irgendwelche Nahrungsergänzungspräparate oder sogenanntes Superfood auszugeben, können Sie die besten Nährstoffbomben überhaupt bei einer Wildkräutersammlung in heimischen Wäldern und auf Wiesen finden. Löwenzahn, Giersch, Brennnessel oder Schafgarbe − um nur ein paar wenige Wildkräuter zu nennen −, sind in ihrem Nährstoffgehalt durch nichts zu toppen. Sie eignen sich sehr gut als Salatbeigabe oder zur Beimischung in sogenannten grünen Smoothies. Mixen Sie dazu zwei oder drei Hände voll Wildkräuter mit Bananen, Mangos oder anderem Obst Ihrer Wahl und schon erhalten Sie einen schmackhaften Nährstoffcocktail, der ungesunden Gelüsten keine Chance lässt. Um eine Verwechslungsgefahr mit giftigen Pflanzen auszuschließen, empfiehlt sich gerade für Neulinge auf diesem Gebiet ein Besuch bei einem Wildkräuterexperten. Außerdem sollten Wildkräuter nicht in unmittelbarer Nähe zu dicht befahrenen Straßen und nur dort, wo keine Hunde ausgeführt werden, gesammelt werden.

Ein wirklich sehr ausgeklügeltes System zur zellulären Sättigung, also zur Sättigung unserer Zellen mit Nährstoffen, stellt der Biochemiker und Ernährungsexperte Christian Dittrich-Opitz in seinem Konzept der Befreiten Ernährung vor. Hier geht es darum mit dem Essen solange zu warten, bis man wirklich hungrig ist und dann erst einmal einen grünen Smoothie zu trinken. Dieser versorgt den Körper mit zahlreichen Vitalstoffen. Kommt dann wieder Hunger auf, empfiehlt Opitz einen sogenannten Lubrikator. Das ist ein Mixgetränk aus hochwertigen Fetten und Proteinen. So ist der Körper bestens mit all dem versorgt, was er benötigt und Heißhungerattacken werden überflüssig. Auch in unserer DTX-28-Formel, dem Entschlackungs- und Entgiftungsprogramm zur Zellverjüngung und Steigerung der Lebenskraft haben wir diese Schritte einfließen lassen, einfach, weil wir aus Erfahrung sagen können, wie wohltuend diese Ernährungsform ist.

Heißhunger durch Nährstoffmangel – Das Wichtigste im Überblick

Typische Anzeichen für einen Nährstoffmangel sind:

- andauernder Hunger

- ständiges Knabberbedürfnis

- man fühlt sich selten wirklich satt und befriedigt

Essen Sie zudem wenig Frischkost und leiden Sie unter einem verschlackten Darm, liegt die Vermutung nahe, dass Sie zu wenig Nährstoffe aufnehmen.

So versorgen Sie Ihren Körper optimal mit Nährstoffen:

- Erhöhen Sie stetig Ihren Konsum an Rohkost aus biologischem Anbau. Unerhitzte, ökologische Lebensmittel enthalten ungleich mehr Nährstoffe als totgekochte Nahrung aus dem konventionellen Anbau oder industriell zubereitete Fertigprodukte.

- Trinken Sie jeden Tag einen sogenannten grünen Smoothie mit viel Blattgrün, Küchen- oder besser noch Wildkräutern.

- Integrieren Sie sogenannte Superlebensmittel (Superfood) in Ihren Speiseplan. Lebensmittel wie schwarzer Sesam, Hanfnüsse, Kokosussprodukte, Wildkräuter oder Algen schmecken nicht nur lecker in Müslis, Suppen oder Salaten, sie versorgen uns auch mit einem extra hohen Gehalt an Mineralien, Spurenelementen und einer unzähligen Menge an Vitaminen und anderer Nährstoffe.

- Auch 1-3 Teelöffel Nahrungsergänzungspräparate auf Pflanzenbasis können eine wertvolle Hilfe bei der optimalen Versorgung mit Nährstoffen sein und damit körperlich ausgelösten Gelüsten vorbeugen. Achten Sie hierbei auf Ganzheitlichkeit und Rohkostqualität.

- Übrigens kann auch eine Darmreinigung helfen, die Nährstoffausbeute zu verbessern. Durch die herkömmliche Kost mit vielen Fremdstoffen, einem Zuviel an tierischem Eiweiß und falschen Lebensmittelkombinationen lagern sich immer mehr Abfallstoffe auf unserer Darmschleimhaut ab und verhindern so die optimale Aufnahme von Nährstoffen aus der Nahrung.

4. Essen als Ersatzbefriedigung – Emotionale Hintergründe bei Heißhunger

Wer von uns kennt das nicht: Wenn wir traurig oder niedergeschlagen sind, fühlen wir uns von Dingen wie Schokolade und anderen Süßigkeiten wie magisch angezogen. Nach einem anstrengenden Tag belohnen wir uns mit einer großen Portion einer unserer Lieblingsgerichte wie Pasta, Käsebrote, Pizza oder Pommes, und wenn uns langweilig ist, bringt der Gang zum Kühlschrank ein wenig Abwechslung in unseren Alltagstrott.

Keine Frage, Essen ist nicht nur dazu da, um uns unseren Magen zu füllen, sondern auch, um unser psychisches Wohlbefinden zu regulieren. Die meisten von uns essen nicht nur, um körperlich satt zu werden, sondern auch, um ihrer Seele etwas Gutes zu tun. Ein an sich ganz natürlicher Vorgang. Schließlich hat die Natur es so eingerichtet, dass Nahrung über die Sinne erfahren wird und Genuss bereitet. Problematisch wird dies erst, wenn wir Essen als eine Art Hauptstrategie einsetzen, um unsere Gefühlswelt zu regulieren.

Wenn wir nicht gelernt haben mit unangenehmen Gefühlen angemessen umzugehen oder auf andere Weise als durch Essen für unser emotionales Gleichgewicht zu sorgen, ist die Versuchung groß uns durch die Nahrungsaufnahme Abhilfe zu verschaffen. Schnell geraten wir dann in einen Kreislauf, bei dem wir die Kontrolle darüber verlieren wann, was in welcher Menge gegessen wird. Das wirkt sich nicht gerade figurfreundlich aus.

a) Emotionaler Hunger – Bin ich betroffen?

Um herauszufinden, ob Sie von dieser Thematik betroffen sind, achten Sie einmal darauf, warum Sie zum Essen greifen. Haben Sie wirklich körperlichen Hunger oder folgen Sie einem Impuls, der danach verlangt, sich durchs Essen irgendwie besser zu fühlen?

Wenn Sie den Eindruck haben hungrig zu sein, obwohl Sie gerade erst ausreichend gegessen haben und rein logisch betrachtet gar keinen Hunger empfinden dürften, könnte es sich um emotional bedingten Hunger handeln, gerade dann, wenn das Verlangen in Verbindung mit starken Gefühlen auftritt. So zum Beispiel nach einem besonders stressreichen Arbeitstag, nach einem Streit mit Kollegen, Freunden oder dem Partner, nach einer enttäuschenden Shoppingtour oder auch bei nicht alltäglichen Glücks- und Euphoriegefühlen.

Die meisten Emotionsesser haben Schwierigkeiten mit ihren Gefühlen sinnvoll umzugehen. Statt sich anderen darüber mitzuteilen, versuchen sie lieber die in ihnen aktiven Gefühle durch die Aufnahme von Nahrung in den Griff zu bekommen. Dieses Verhalten stammt oftmals aus der Kindheit. Wurden wir in jungen Jahren mit Bonbons, Kuchen oder anderen Nahrungsmitteln getröstet, beruhigt oder handzahm gemacht, ist es gut möglich, dass wir auch als Erwachsene versuchen, solche Gefühle durchs Essen zu bekommen.

Wenn Sie vermuten oder wissen, dass emotional gesteuerter Hunger einer der Gründe für Ihre Gewichtsprobleme ist, lohnt es sich, die auslösenden Gefühle genauer zu betrachten. Wenn wir wissen, welche emotionalen Bedürfnisse uns zum Essen verleiten und auf die Suche nach alternativen Wegen gehen, um unsere Gefühlswelt zu regulieren, können wir diesen Teufelskreis nach und nach hinter uns lassen. Denn auch, wenn der Verzehr von Lieblingsspeisen kurzzeitig für eine bessere Stimmung sorgen mag, so ganz glücklich ist diese Strategie in Anbetracht der Wirkung auf Figur und Gewicht ja nicht gerade.

b) Die verschiedenen Emotionsesser im Überblick:
Emotional gesteuerte Heißhungerattacken können viele Gründe haben. Bei dem einen ist es hauptsächlich Langeweile oder die Sehnsucht nach Abwechslung, bei einem anderen hilft Essen über das Gefühl von Einsamkeit und Verlassenheit hinweg. Und manchmal dient die Nahrungsaufnahme auch als Ausgleich für den alltäglichen Frust oder um sich nach einem stressreichen Tag zu belohnen und zu entspannen. Anbei ein kleiner Überblick über die verschiedenen Typen von Emotionsessern:

Der Frustesser – **Essen zum Unterdrücken von un-**	Gefühle wie Wut, Ärger, Schuldgefühle oder Ängste sind nicht nur unangenehm, sondern in unserer Gesellschaft auch nicht gerne gesehen. Stattdessen wird erwartet, dass wir unserer gesellschaftlichen Rolle entsprechend „funktionieren" und dabei auch noch freundlich und zuvorkommend sind. Für

schönen Gefühlen	einen angemessenen und authentischen Ausdruck unserer Frust- und Angstgefühle bleibt da nur wenig Raum. Kein Wunder also, dass viele von uns nicht gelernt haben mit solchen Gefühlen richtig umzugehen. Damit wir sie erst gar nicht spüren müssen, übertünchen wir sie dann lieber mit einer großen Portion unserer Lieblingsnahrung.
Der Geborgenheitsesser – **Essen als Trostspender**	Es ist vermutlich einer der häufigsten Gründe, wieso wir Essen als Ersatzbefriedigung einsetzen: die Sehnsucht nach Verständnis, Annahme und Geborgenheit. Wenn wir uns traurig, niedergeschlagen oder einsam fühlen, dienen süße oder fettige Kalorienbomben als Ersatz für zwischenmenschlichen Kontakt. Zucker, Weißmehl, Frittiertes, aber auch tierisches Eiweiß steigern die Ausschüttung von sogenannten Glücksgefühlen und geben uns sozusagen eine innere Umarmung.
Der Stressesser – **Essen zum Runterkommen und Abschalten**	Heutzutage sind die Terminkalender voll und ständig gibt es etwas Wichtiges zu erledigen. Für Erholung und Entspannung bleibt da nicht viel Raum. Alles muss produktiv sein und schneller gehen. Eine Pause einlegen und Luft schnappen ist in unserer Leistungsgesellschaft nicht gerne gesehen. Um diesem Dauerstress gerecht zu werden, greifen wir zu Aufputschern wie Kaffee, Nikotin oder schnell verfügbaren Kohlenhydraten in Form von Weißmehl und Zucker. Hauptsache es geht schnell und liefert einen Energieschub. Leere Kalorienbomben sind hier am wirkungsvollsten. Am Abend sind wir dann so aufgedreht, dass es schwer fällt, runterzukommen und zu entspannen. Eine reichhaltige

Mahlzeit kann hier hilfreich sein. Durch einen vollen Magen fließt das Blut, das wir tagsüber für unsere Denkvorgänge gebraucht haben, aus unserem Kopf in unseren Verdauungstrakt, wodurch es leichter fällt, das Gedankenkarussell abzustellen.

Möglich natürlich auch, dass wir essen, um mit dem alltäglichen Stress besser zurechtzukommen und sozusagen Seelennahrung brauchen zum Durchhalten und zur Belohnung.

Der Bequeme – Essen zum Übertünchen von Bewegungsimpulsen	Der Mensch ist ein Bewegungstier und nicht dafür geschaffen, einen Großteil seiner Wachzeit sitzend oder stehend zu verbringen. Nach einem anstrengenden Arbeitstag im Büro, an der Kasse oder etlichen Stunden vor dem Bildschirm sollten wir zum Ausgleich für genügend Bewegung sorgen. Oft fehlt uns aber die Energie, um dann noch einen längeren Spaziergang zu machen, ins Fitnessstudio zu gehen oder zu Hause eine Runde Sport zu treiben. Statt unseren über den Tag hin angestauten Bewegungsmangel durch körperliche Aktivität abzubauen, sorgen wir dann ganz einfach auf eine andere Art und Weise für unser emotionales Gleichgewicht und greifen zu den Verführungen der Lebensmittelindustrie. Mit einem vollen Magen lässt sich auch das letzte Fünkchen Lust auf Bewegung und Aktivität übertünchen. Jetzt können wir endlich unseren wohl verdienten Feierabend genießen und es uns auf der Couch bequem und gemütlich machen.
Der Unsicherheits-	In der heutigen Zeit ist vieles ungewiss. Der Job steht auf der Kippe, Partnerschaften halten selten

esser – **Essen als Ersatz für Sicherheit und Stabilität**	für den Rest des Lebens und auch auf Rente und Versicherungen ist kein Verlass mehr. Überall wird gekürzt und der kleine Bürger durch Preiserhöhungen stranguliert. Da liegt es auf der Hand Zuflucht, Halt und Stabilität in einem ständig verfügbaren Begleiter, wie dem Essen, zu suchen.
Der Ablenkungsesser – **Essen als Ersatz für Sinn und gegen Langeweile**	Ebenfalls kommt es häufig vor, dass die Nahrungsaufnahme dazu missbraucht wird, die innere Leere, Sinnlosigkeit und Langeweile zu überdecken. Es ist doch viel bequemer noch ein zweites Stück Kuchen, ein Steak oder ein Käsebrot zu essen, als sich mit tiefgründigen Fragen nach dem Sinn des Lebens zu beschäftigen.
Der Glücksesser – **Essen zum Ausgleich von Euphorie**	Es mag sich vielleicht seltsam anhören, doch ich habe die Erfahrung gemacht, dass viele von uns auch dann die Kontrolle über ihr Essverhalten abgeben, wenn sie von starken Glücksgefühlen übermannt werden. Ein geschäftliches Projekt ist geglückt, eine wichtige Prüfung bestanden oder man hat einen Sechser im Lotto erzielt. Wenn überschäumende Gefühle auftauchen, kann Nahrung einen wieder auf den Teppich holen oder als Belohnung für das geglückte Projekt dienen.

Diese Ausführungen sind mit Sicherheit nicht abschließend und sollen lediglich dazu dienen einen kleinen Überblick über die vielfältigen Möglichkeiten zu geben, Essen als Ersatz für emotionale Bedürfnisse zu verwenden. Vielleicht kommt Ihnen das ein oder andere Beispiel bekannt vor oder Sie entdecken noch ganz andere Gelegenheiten, bei denen Sie aus emotionalen Gründen zum Überessen tendieren.

Zusammenfassend lässt sich sagen, dass typischerweise folgende Gefühle emotional bedingte Heißhungerattacken auslösen:

- Trauer, Einsamkeit, Niedergeschlagenheit
- Wut, Aggression, Ärger, Zorn, Ungerechtigkeit,
- Angst, Schuldgefühle
- Euphorie, „Über-Glück"
- innere Leere, Sinnlosigkeit, Gefühlslosigkeit, Langeweile
- Stress, Anspannung

oder anders ausgedrückt: Hinter emotional gesteuerten Heißhungerattacken steckt häufig die Sehnsucht nach:

- Trost, Geborgenheit, Zärtlichkeit, Kontakt, Liebe
- Gerechtigkeit, Respekt, Achtung, Frieden, Harmonie
- Sicherheit, Stabilität
- Ausgeglichenheit
- Sinn, Fülle, Lebendigkeit, Abwechslung, Abenteuer
- Entspannung, Ruhe, Sicherheit

Anregung 14: Selbstbeobachtung – Gefühlsvergleich
Um herauszufinden, welche Gefühle es bei Ihnen sind, die Sie zum emotionalen Essen verleiten, achten Sie eine Woche lang auf Ihre Gefühle, die in Verbindung mit der Nahrungsaufnahme auftreten. Atmen Sie vor dem ersten Bissen einige Male tief ein und aus und lauschen Sie in Ihr Inneres.

- Ist es wirklich körperlicher Hunger, der Sie antreibt oder stehen Gelüste oder die Sehnsucht sich besser zu fühlen im Vordergrund?

- Nach welcher Speise verlangen Sie und warum ausgerechnet nach dieser? Was erhoffen Sie sich von ihr?

- Welche Gefühle tauchen nach dem Essen auf? Fühlen Sie sich nach dem Verzehr wirklich besser? Oder sind Sie weiter unbefriedigt oder plagt Sie nun sogar ein schlechtes Gewissen?

Wenn Sie auf die Gefühle und Stimmungen achten, die sich vor und nach dem Essen einstellen, können Sie daraus ableiten, welche Emotionen es bei Ihnen sind, die Sie zum Essen verleiten. Vielleicht neigen Sie besonders bei Langeweile dazu, sich aus dem Kühlschrank zu bedienen? Oder eher, wenn Sie sich nach einem stressreichen Tag entspannen und erholen möchten? Vielleicht sind Sie auch ein typischer Frustesser, der unangenehme Gefühle mit einem vollen Magen übertünchen will?

Lauschen Sie den Eindrücken, Bildern und Gedanken, die bei dieser Innenschau möglicherweise aufkommen. In ihnen finden sich oft Antworten, die uns weiterhelfen können.

Wer Mühe hat, seine Gefühle zu beobachten, der kann auch seine Lieblingsspeisen und Essensvorlieben analysieren, um so den emotionalen Verstrickungen auf die Schliche zu kommen.

c) Unsere Essvorlieben unter der Lupe

Auch aus der Vorliebe für bestimmte Geschmacksrichtungen, der Konsistenz unserer Lieblingsspeise und durch eine Reise in die Vergangenheit können sich interessante Rückschlüsse darüber ergeben, was wir mit einer Speise verbinden. Die hier dargestellten Aspekte dienen dabei lediglich als Anregung und sind keinesfalls abschließend oder vollkommen. Niemand außer Ihnen Selbst kann diese Gründe entlarven. Außenstehende können Tipps und Ratschläge geben, aber nicht mehr. Sehen Sie das Kommende also lediglich als Erfahrungswerte an und scheuen Sie sich nicht, zu Ihren eigenen, vielleicht sogar konträren, Schlüssen zu kommen.

Was unsere Essvorlieben verraten:

| Stehen Sie auf **Schokola-** | Dann sehnen Sie sich wahrscheinlich nach war- |

de, **Süßigkeiten** oder cremige und weiche Desserts wie **Puddings, Sahnetorten** oder auch **Eiscreme** und **Milchshakes**?

Kann es Ihnen nicht **süß** genug sein und Zucker ist Ihr ständiger Begleiter?

men Gefühlen wie Geborgenheit, zwischenmenschlicher Zuwendung, Trost und Zärtlichkeit.

Gerade Liebeskummer und zwischenmenschliche Probleme können der Auslöser für ein übermäßiges Verlangen nach Süßem darstellen.

Ein Telefonat mit einem guten Freund, eine Umarmung von einem lieben Menschen oder einfach das ungehemmte Herauslassen von Traurigkeit und dem Gefühl von Einsamkeit bringen hier vielmehr als das pausenlose Füllen mit süßen Kalorien.

Mögen Sie es dagegen lieber **knackig, kernig, salzig** und **gewürzt** und können Sie von **Pizza, deftigen Snacks, Chips** und anderen Knabbersachen nicht genug bekommen?

Wahrscheinlich versuchen Sie sich durchs Essen abzureagieren und sehnen sich nach mehr Würze in Ihrem Leben. Vielleicht sind Sie dauerhaft unter Strom, haben viele Termine und wünschen sich etwas mehr Abwechslung im Leben.

Vor allen Dingen dann, wenn wir uns wütend, mit aggressiver Energie geladen oder gefrustet fühlen, greifen wir zu Dingen, auf denen wir so richtig schön herumbeißen können.

Oder spielt bei Ihnen weniger die konkrete Speise eine Rolle, sondern vielmehr die **Menge**?

Ist es also weniger wichtig, was gegessen wird, sondern geht es Ihnen mehr

Wer nach dem ersten Bissen nur schwer wieder aufhören kann und die Befriedigung durch den Verzehr großer Nahrungsmengen sucht, der sucht darin vielleicht nach Standhaftigkeit und Sicherheit.

Durch den vollen Magen wird der Schwerpunkt in unsere Körpermitte verlagert, das

darum, sich den Bauch so richtig schön voll zu essen?	kann den Impuls für stärkende Gefühle geben. Ein voller Magen wirkt gleichzeitig auch entspannend, weil das Blut für die Verdauungsarbeit im Bauchbereich benötigt wird und dafür dann aus dem Kopf nach unten fließt. Gerade Menschen, die viel mit dem Kopf arbeiten oder den ganzen Tag unter Stress stehen, empfinden das als sehr erleichternd. Möglicherweise versuchen wir uns durch ein großes Essvolumen auch etwas einzuverleiben, das uns in einem Lebensbereich fehlt?
Vielleicht sind Sie vielmehr der Typ, der sich dauernd etwas in den Mund schiebt, mal hier mal dort eine Kleinigkeit nascht und eigentlich **fast durchgehend** etwas zwischen seinen Zähnen hat?	Dann könnte es sein, dass Sie Essen als eine Art Zeitvertreib ansehen. Vielleicht soll Ihnen das Naschen und Knabbern das Verrichten unliebsamer Aufgaben versüßen, Wartezeiten verkürzen oder die Langeweile vertreiben? Könnten Sie durch neue Hobbys, neue Aktivitäten wieder mehr Spannung in Ihr Leben bringen?

Möglicherweise steckt bei Ihnen auch etwas gänzlich anderes dahinter oder eine Kombination verschiedener Bedürfnisse. Die Lebensmittelindustrie ist geschickt in der Erfindung von Kreationen, die die unterschiedlichsten Bedürfnisse gleichzeitig befriedigen. Wer abends abgespannt von der Arbeit nach Hause kommt, sehnt sich erst einmal nach Erholung und Entspannung. Kommen dann noch Konflikte mit dem Chef oder den Kollegen hinzu, brauchen wir gleichzeitig ein Ventil um unseren Frust abzubauen.

Da im alltäglichen Stress zwischenmenschliche Bedürfnisse wie die Sehnsucht nach Geborgenheit oder bereichernden Gesprächen oft zu kurz kommen, wäre es natürlich auch wunderbar, wenn das Essen dann auch noch diesen Mangel ausgleichen könnte. Gelüste auf Speisen, wie Schokolade mit Nüssen oder Vanilleeis mit Keksstückchen sind daher keine Seltenheit. Durch die Süße bekommen wir Geborgenheit, an den Nüssen können wir unseren Frust abbauen und durch die vielen Kalorien werden wir beruhigt und entspannt. Aber auch ein Ritual bestehend aus mehreren Gängen, die wir nacheinander essen, kann dazu dienen, während einer Mahlzeit gleich mehrere Emotionen zu bedienen.

Vielleicht kann Ihnen auch diese Tabelle bei der Aufdeckung der emotionalen Gründe weiterhelfen. Sie stammt aus meinem Buch „Psychische Hintergründe bei Ernährungs- und Gewichtsproblemen", in dem weiterführende Informationen zu diesem Thema zu finden sind.

Vorlieben	Bedeutung
Große Mengen	➢ Flucht aus dem Alltag ➢ Sich überfordert fühlen mit den Anforderungen der Welt ➢ Wunsch nach Ruhe und Entspannung Essen = Antistressfaktor ➢ Überbrücken von Zeit und Langeweile Essen = Unterhaltung ➢ Suche nach Stabilität, Sicherheit und Bodenständigkeit ➢ Sehnsucht sich zu spüren ➢ Suche nach Fülle und Sinn
hastiger Schlinger, große Brocken, wenig Kauen	➢ hat Lebenshunger ➢ ist sich die Zeit nicht Wert ➢ Scheu vor Auseinandersetzungen / Konflikten

	➤ Probleme mit Aggressionen, ➤ Angst nicht genug zu bekommen
scharf, exotisch, würzig	➤ Sehnsucht nach Lebenshunger ➤ Abenteuer und Leidenschaft
ungewürzt und fade	➤ Vorsichtiger und bedachter Mensch ➤ Suche nach Ruhe
süß	➤ Suche nach Geborgenheit und Liebe
dichte Lebensmitte wie Teigwaren, Fleisch, Nüsse	➤ Suche nach Stabilität, Bodenständigkeit und Sicherheit
Fast Food	➤ geringer Selbstwert ➤ zu wenig Zeit
Müsli und Körner	➤ Angst vor Gefühlen ➤ neigt zum Grübeln ➤ geht Problemen auf den Grund
weiche Speisen wie Pudding, Eis, Joghurt, Brei, Suppen	➤ Flucht vorm Leben ➤ Sehnsucht nach Geborgenheit
dichte, füllende Nahrungsmittel	➤ Sehnsucht nach Fülle und mehr Sinn

Die Tabelle stammt aus meinem Ratgeber „Psychische Hintergründe bei Ernährungs- und Gewichtsproblemen"

d) Eine Reise in die Vergangenheit

Des Weiteren lohnt sich ein Blick in die Vergangenheit. Viele unserer heutigen Vorlieben stammen aus weit vergangen Tagen. Wurden wir als Kinder mit bestimmten Speisen belohnt, ruhiggestellt oder getröstet, ist es nicht unwahrscheinlich, dass wir auch heute noch damit Trost, Geborgenheit und Belohnung verbinden.

Manchmal verknüpfen wir mit Essen auch eine ganz bestimmte Atmosphäre oder Erinnerungen an liebe Personen. Gab es früher zu besonderen Anlässen etwas Bestimmtes zu essen, beispielsweise leckere Apfelpfannkuchen bei der Oma, Knödel mit Braten an Festtagen oder Kinderschokolade zu Ostern und Weihnachten, sehnen wir uns vielleicht in Wirklichkeit nach der damals vorherrschenden Stimmung und Atmosphäre, wenn wir Lust auf diese Gerichte verspüren. Es geht dann weniger um die Speise an sich, als vielmehr um das Gefühl, das wir damit verbinden. Es ist kein Zufall, dass wir die Dinge mögen, die wir mögen.

Nehmen Sie sich ein paar Momente Zeit, um über folgende Fragen zu sinnieren:

Was essen Sie am liebsten? Zu was greifen Sie häufig und gerne? Wann haben sich diese Vorlieben entwickelt? Kamen diese Dinge schon zu Kindheitstagen auf den Tisch? Und welche Gefühle, Eindrücke und Bilder verbinden Sie mit Ihren Lieblingsspeisen? Wurden Sie mit bestimmten Speisen früher getröstet, belohnt oder ruhig gestellt?

Reisen Sie in Gedanken zurück zu dem Zeitpunkt, bei dem Ihre Vorlieben entstanden sind, und fragen Sie sich, welche Dinge neben dem Essen auch noch zur damaligen Stimmung beigetragen haben. War es die gemeinsame Aktivität mit lieben Menschen oder die zwischenmenschliche Nähe, die dadurch entstanden ist? Vielleicht haben Sie eine Idee, wie Sie diese Stimmung durch andere Dinge, fernab von Essen, herbeizaubern könnten.

e) Einfühlung kann heilsam sein

Wenn wir erkennen, dass wir Essen als Ersatzbefriedigung für unsere Stimmungslage benutzen, können wir für diese Erkenntnis eigentlich dankbar sein. Unser innerer Genießer, wie ich ihn gerne bezeichne, ist am Werk und möchte uns lediglich darauf hinweisen, dass unser emotionales Gleichgewicht gestört ist. An sich eine sinnvolle Aufgabe, die er da übernimmt, finden Sie nicht auch? Anstatt diesen Teil von uns als Verursacher für unsere Probleme abzulehnen, sollten wir ihm mit Achtung und Mitgefühl gegenübertreten.

Unser innerer Genießer möchte uns nicht schaden, sondern – ganz im Gegenteil – dazu beitragen, dass wir uns wieder besser fühlen. Dafür dürfen wir ihm ruhig dankbar sein. Allerdings sollten wir ihm auch mitteilen, dass wir nicht vollkommen glücklich damit sind, wenn unsere Stimmungslage vorwiegend durch Nahrung reguliert wird. Auch Gesundheit, Figur und Vitalität sind wertvolle Ziele, die uns am Herzen liegen. Erzählen Sie Ihrem Genießer von dem schlechten Gewissen und den Selbstvorwürfen, denen Sie ausgesetzt sind, wenn Sie Ihren Essensgelüsten unreflektiert nachgeben. Besser wäre es doch, wenn wir eine für alle Seiten zufriedenstellende Lösung finden könnten.

- Was spricht gegen einen kleinen Mittagsschlaf oder einen Spaziergang, wenn wir uns nach Ruhe und Erholung sorgen? Hinterher können wir uns ja immer noch mit einer leckeren, nährstoffreichen Mahlzeit verwöhnen.

- Oder was hält Ihr innerer Genießer von einem neuen Haarschnitt oder einem neuen Kleidungsstück, wenn Sie sich eigentlich nach Abwechslung sehnen? Um die Langweile zu vertreiben und mehr Aktivität in Ihr Leben zu bringen, informieren Sie sich am besten noch gleich heute über das Freizeit- und Kurs-Angebot in Ihrem Umkreis. Was halten Sie davon sich innerhalb der nächsten sieben Tage für einen Zeichnen-, Sprach-, Koch-, Sportkurs oder einen interessanten Vortrag anzumelden?

- Frust und Stress lassen sich viel sinnvoller durch ein ausreichendes Maß körperlicher Aktivität abbauen, als durch den Verzehr unserer Lieblingsspeisen. Dem sollte auch Ihr innerer Genießer zustimmen können.

Achten Sie künftig also auf die Bedürfnisse Ihres inneren Genießers, hören Sie ihn an und verurteilen Sie ihn nicht. Danken Sie ihm vielmehr dafür, dass er Ihnen zeigt, dass Ihre Seele Pflege braucht. Verschweigen Sie ihm aber auch nicht, dass es sich für Ihre Gesamtpersönlichkeit nicht stimmig und richtig anfühlt, ausschließlich seinen Impulsen zu folgen. Da Ihnen auch Figur und Gesundheit am Herzen liegen, bitten Sie Ihren inneren Genießer um mithilfe bei der Suche nach Wegen und Möglichkeiten, die Ihre Stimmung anheben und gleichzeitig nichts mit dem Thema Essen zu tun haben.

Indem wir regelmäßig solch eine einfühlsame Verbindung zwischen uns und unserem innerer Genießer herstellen, wird es nicht lange dauern, bis er sich für alternative Möglichkeiten öffnen wird.

**Heißhunger ausgelöst durch emotionale Verstrickungen –
Das Wichtigste im Überblick**

Emotionsesser:

- haben in der Regel nicht gelernt mit ihren Gefühlen angemessen umzugehen.

- Es fällt ihnen schwer diese wahrzunehmen, sie sich einzugestehen oder darüber zu sprechen.

- Sie neigen zum Überessen, wenn starke Gefühle in ihnen aktiv sind,

- und haben entweder ganz bestimmte Vorlieben bezüglich der Nahrungsmittelauswahl oder stopfen wahllos das in sich hinein, was gerade verfügbar ist.

Die Aufgabe für Emotionsesser lautet:

- sich die auslösenden Gefühle bewusst zu machen

- dem inneren Genießer einfühlsam entgegentreten

- sinnhaftere Strategien ausprobieren, um die Stimmungslage zu beeinflussen

II. Neue Wege gehen – Sich dem Genuss hingeben

Wenn wir nun also schon mehr über die nun nicht mehr so verborgenen Hintergründe unserer Essgelüste wissen, ändert das zwar rein sachlich betrachtet noch nichts an ihrem Auftreten, allerdings können wir so vielleicht zum ersten Mal verstehen, weshalb uns der Appetit im Griff hat und nicht umgekehrt. Wenn wir begreifen, dass unser Essverhalten nicht allein durch unseren Willen gesteuert wird, sondern auch bisher unbewusste Zusammenhänge eine Rolle spielen, können wir endlich akzeptieren, dass es uns nicht an Willensstärke fehlt, sondern wir sehr machtvollen Verstrickungen erlegen sind, die es aufzulösen gilt. Diese Erkenntnis steigert hoffentlich unser Selbstwertgefühl und macht uns Hoffnung, dass wir schon bald den Ausweg aus diesem Kreislauf finden werden.

Bleiben Sie nachsichtig mit sich, wenn es Ihnen nicht auf Anhieb gelingt, Ihr Essverhalten (dauerhaft) zu ändern. Eingefahrene Ernährungsmuster können ganz schön hartnäckig sein. Statt sich in einem solchen Fall zu verurteilen oder im Kampf gegen die Gelüste viel Energie zu verlieren, ist es manchmal besser der Versuchung einfach nachzugeben. Auch diese Gelegenheit können wir nutzen, um noch mehr über uns selbst zu erfahren.

- Bedeutet es wirklich Genuss sich die Wampe vollzuhauen?

- Wo bleibt die Besinnung auf das Geschmackserlebnis, wenn wir einen Bissen nach dem anderen unbedacht hinunterschlingen?

- Und wie beeinflusst die Nahrungsaufnahme unsere Stimmung? Fühlen wir uns danach wirklich getröstet, entspannter oder energiegeladen?

- Achten Sie auch auf Ihre Körperempfindungen. Wie fühlt sich Ihr Magen an, wenn Sie ihn bis zum Anschlag vollstopfen, und was halten die anderen Verdauungsorgane davon, die bei einer übergroßen Portion Schwerstarbeit leisten müssen?

Wenn wir uns die Zeit nehmen uns in die Folgen unseres Verhaltens einmal bewusst hineinzuversetzen, werden wir nach und nach immer mehr erkennen, dass ein Sich-gehen-lassen nichts mit einem genüsslichen Schlemmen zu tun hat. Vielleicht können Sie sich dann schon bald darauf einigen heute mit Genuss und ohne schlechtes Gewissen zu Schlemmen und dafür morgen einen Entschlackungstag einzulegen?

Denn auf den Genuss beim Essen braucht ja niemand zu verzichten – im Gegenteil. Genussvolles Schlemmen allein um des Genießens Willen trägt dazu bei unsere Gelüste unter Kontrolle zu halten. Wenn wir wissen, dass wir uns in bestimmten Abständen auf völligen Genuss einstellen können, fällt es in der Zwischenzeit viel leichter mit gesunder und figurfreundlicher Nahrung auszukommen.

Ich empfehle Ihnen daher regelmäßig für 100%-igen Genuss sorgen, und zwar mit allem, was dazu gehört. Seien Sie gespannt darauf, welchen Einfluss das auf Ihr Essverhalten hat. Sie werden es locker schaffen, den Tag über nur leckere Obst- und Gemüsekost zu sich zu nehmen, wenn am Abend der Gaumenschmaus wartet. Am nächsten Tag können wir mit dem gleichen Genuss zu Lebensmitteln greifen, die die Stimme der Vernunft besänftigen. Alle kommen so auf ihre Kosten. Dadurch werden hinterher auch keine Gewissensbisse oder Vorwürfe aufkommen. Denn wer mit völligem Bewusstsein schlemmt, der bereut nichts, sondern genießt jeden Bissen.

Anregung 15: Bewusst genießen

- Spüren Sie vor der Essenswahl genau in sich hinein und fragen Sie sich, was Sie zu diesem Zeitpunkt am meisten befriedigen könnte.

- Scheuen Sie nicht den Aufwand oder die Kosten, um diesem Anspruch gerecht zu werden. Besorgen Sie sich also genau die Dinge, auf die Sie im Moment wirklich Lust haben.

- Achten Sie auch auf eine angenehme Atmosphäre und verschönern Sie das Ambiente durch Kerzen, ein schönes Gedeck oder leise und sanfte Hintergrundmusik.

- Legen Sie das Besteck zwischen den einzelnen Bissen aus den Händen und kauen Sie ausreichend und gründlich.

- Bleiben Sie währenddessen mit Ihrer Aufmerksamkeit beim Geschmackserlebnis. Meiden Sie Ablenkungen durch Bildschirme, laute Musik, Zeitungen oder Tischnachbarn.

- Fragen Sie sich zwischendurch immer mal wieder, ob Sie wirklich noch am Genießen oder eigentlich schon satt sind. Sie wissen, ja, dass wahrer Genuss auch vom Hunger abhängt. Wenn wir nur eine kleine Portion essen, hat das den Vorteil, dass wir viel schneller wieder hungrig werden und damit eine neue Gelegenheit zum Genießen haben ;)

Je öfter Sie dazu übergehen bewusst zu genießen umso schneller wird eine Änderung sowohl bei der Menge als auch bei der Auswahl der Speisen eintreten.

Sie glauben mir nicht? Na, dann testen Sie selbst was geschieht, wenn Sie auf einmal von einem unbewusstem „Sich-Gehenlassen" zu einem bewusstem „Sich-Hingeben" wechseln.

Ein paar Worte zum Abschluss

Liebe Leserin, lieber Leser, vielen Dank für Ihre Aufmerksamkeit. Sie haben nun jede Menge Informationen zur Hand, die Sie beim Weg zu Ihrer Wunschfigur unterstützen. Setzen Sie genau dort an, wo es Sie am meisten hinzieht. Für optimale Ergebnisse empfehle ich Ihnen, gleichzeitig an allen Ebenen zu arbeiten. Das heißt, sowohl Ihr Ernährungs- und Bewegungsverhalten zu optimieren, an Ihrem Denken zu arbeiten und währenddessen auch die Hintergründe für Ihre Heißhungerattacken aufzulösen. Diese Vorgehensweise bietet mehr als die Summe ihrer Teile!

Sollten Sie eines Tages in alte Verhaltens- und Denkgewohnheiten zurückfallen, nehmen Sie es mit Gelassenheit. Auch mir passiert das gelegentlich. Vermutlich liegt das daran, dass Entwicklungsprozesse selten geradlinig, sondern viel häufiger wellenförmig mit Hochs und Tiefs verlaufen. Statt solche Momente als Rückschritte zu erleben, sollten wir sie lieber als Teil des Weges akzeptieren und darüber schmunzeln und in vollen Zügen genießen. So können selbst unsere „Exkursionen" heilsam sein.

Wenn wir jedoch erst einmal am eigenen Leib erfahren haben, dass es möglich ist, unser äußeres Erscheinungsbild sowie unser psychisches und physisches Wohlbefinden dermaßen zu verbessern, wie wir es bisher vielleicht nur zu träumen gewagt haben, wird es uns künftig immer leichter fallen die nötige Portion Motivation aufzubringen, um erneut die Änderungen in unser Leben zu integrieren, die uns besser fühlen lassen.

Ich wünsche Ihnen von ganzem Herzen, dass Sie schon bald eine gute Verbindung zu Ihrer inneren Stimme haben, die Sie zielsicher zu einer Ernährungsweise führt, die Ihnen Genuss bereitet und sich durch und durch positiv auf Ihr äußeres Erscheinungsbild auswirkt. Haben Sie Vertrauen, glauben Sie an sich und auch Sie werden das schaffen – garantiert!

Falls Sie mir Ihre Erfahrungen mitteilen möchten, würde ich mich sehr freuen. Schreiben Sie dazu eine E-Mail an: info@inspiriert-sein.de. Anregungen, Fragen und Kritik senden Sie bitte ebenfalls an diese E-Mail-Adresse.

Viel Lebendigkeit und Lebensfreude wünscht Ihnen,

Ihre Marion Selzer

Literatur- und Bezugsempfehlungen

Gesundheit und Abnehmen

Dass Gesundheit und das Erreichen bzw. Halten der Wohlfühlfigur zusammenhängen, erfahren Sie in den Büchern „Die wundersame Leber- und Gallenblasenreinigung" und „Wohlfühlen und Abnehmen" von Andreas Moritz.

Ein wirklich ausgeklügeltes System zur zelllulären Sättigung, bei dem Heißhuger auf Ungesundes keine Chance mehr hat, finden Sie in dem Buch „Befreite Ernährung" von Christian Dittrich-Opitz.

Ein wirklich sinnhaftes Programm zur Entschlackung und Entgiftung Ihres Körpers finden Sie in unserer **DTX-28 Formel.** Hier zeigen wir Ihnen, was Sie wann essen können, um überflüssige Pfunde loszuwerden und wie Sie mit sanften Maßnahmen zur Entgiftung in nur 28 Tagen deutlich mehr Lebensenergie und Lebensfreude erreichen können. Mehr Infos auf unserer Seite www.inspiriert-sein.de.

Gesetz der Anziehung

Wenn Sie mehr über das Gesetz der Anziehung erfahren möchten bzw.
tiefer in das Thema „Wie gestalte ich meine Realität" einsteigen wollen, empfehle ich Ihnen folgende Bücher:

- Transsurfing
- The Secret
- The Law of attraction
- Die neue Medizin des Bewusstseins: Wie Sie durch Gedanken und Gefühle Ihre Gene positiv beeinflussen können

In eigener Sache

Mein Buch „Psychische Hintergründe bei Ernährungs- und Gewichtsproblemen" bietet weiterführende Tipps für alle, die sich näher mit dem Thema
„Wenn Essen zur Ersatzbefriedigung wird" auseinandersetzen und die
emotionalen Faktoren hinter ihrem Essverhalten aufdecken wollen.

Superlebensmittel und vieles mehr

Vitalstoffreiche Naturprodukte wie z. B. Steinsalz, Xylit, Stevia und nährstoffreiche Superlebensmittel finden Sie in hervorragender Qualität und zu
günstigen Preisen bei www.topfruits.de oder in Rohkost- und damit in Spit-
zenqualität unter www.regenbogenkreis.de/shop. Dort finden Sie auch die
Amazonas-Kräutermischung für eine sanfte Darmreinigung.

Minitrampoline

Qualitativ hochwertige Minitrampoline finden Sie sowohl bei bellicon® als
auch bei Trimilin®.

Trinkwasser

Das Thema Trinkwasser konnte hier leider nur kurz angesprochen werden.
Auf unserer Seite www.inspiriert-sein.de beschäftigen wir uns ausführlicher
mit der Frage „Was bedeutet gesundes Trinkwasser?" und verraten Ihnen,
wo Sie es her bekommen.